Using Occupational Therapy Models in Practice
a Field Guide

作业治疗经典模式及实践应用

编著 /〔澳〕梅里尔·特平
（Merrill Turpin）
〔加〕迈克尔·K.岩间
（Michael K. Iwama）
主译 / 张晓颖　欧阳胜璋
主审 / 闫彦宁　郄淑燕

ELSEVIER

北京科学技术出版社

Elsevier (Singapore) Pte Ltd.
3 Killiney Road, #08-01 Winsland House I, Singapore 239519
Tel: (65) 6349-0200; Fax: (65) 6733-1817

Using Occupational Therapy Models in Practice: A Field Guide
Copyright © 2011 Elsevier Ltd. All rights are reserved, including those for text and data mining, AI training, and similar technologies.
Publisher's note: Elsevier takes a neutral position with respect to territorial disputes or jurisdictional claims in its published content, including in maps and institutional affiliations.
ISBN: 9780723434948

This Translation of Using Occupational Therapy Models in Practice: A Field Guide by Merrill Turpin and Michael K. Iwama was undertaken by Beijing Science and Technology Publishing Co., Ltd. and is published by arrangement with Elsevier (Singapore) Pte Ltd.

Using Occupational Therapy Models in Practice: A Field Guide by Merrill Turpin and Michael K. Iwama 由北京科学技术出版社进行翻译，并根据北京科学技术出版社与爱思唯尔（新加坡）私人有限公司的协议约定出版。

《作业治疗经典模式及实践应用》（张晓颖，欧阳胜璋主译）
ISBN：9787571442088

Copyright © 2024 by Elsevier (Singapore) Pte Ltd. and Beijing Science and Technology Publishing Co., Ltd.

All rights reserved. No part of this publication may be reproduced or transmitted in any form or by any means, electronic or mechanical, including photocopying, recording, or any information storage and retrieval system, without permission in writing from Elsevier (Singapore) Pte Ltd. and Beijing Science and Technology Publishing Co., Ltd.

Printed in China by Beijing Science and Technology Publishing Co., Ltd. under special arrangement with Elsevier (Singapore) Pte Ltd. This edition is authorized for sale in the People's Republic of China only, excluding Hong Kong SAR, Macao SAR and Taiwan region. Unauthorized export of this edition is a violation of the contract.

著作权合同登记号　图字：01-2024-3917

图书在版编目（CIP）数据

作业治疗经典模式及实践应用 /（澳）梅里尔·特平 (Merrill Turpin),（加）迈克尔·K. 岩间 (Michael K. Iwama) 编著；张晓颖，欧阳胜璋主译 . 北京：北京科学技术出版社，2025. -- ISBN 978-7-5714-4208-8

Ⅰ . R49

中国国家版本馆 CIP 数据核字第 2024PX6997 号

责任编辑：张真真	**电　话**：	0086-10-66135495（总编室）
责任校对：贾 荣		0086-10-66113227（发行部）
图文设计：天地鹏博	**网　址**：	www.bkydw.cn
责任印制：吕 越	**印　刷**：	三河市腾飞印务有限公司
出 版 人：曾庆宇	**开　本**：	710 mm×1000 mm　1/16
出版发行：北京科学技术出版社	**字　数**：	260 千字
社　址：北京西直门南大街 16 号	**印　张**：	11.5
邮政编码：100035	**版　次**：	2025 年 3 月第 1 版
ISBN 978-7-5714-4208-8	**印　次**：	2025 年 3 月第 1 次印刷

定　价：98.00 元

审译者名单

主　　审　闫彦宁（河北省人民医院）

　　　　　郄淑燕（首都医科大学附属北京康复医院）

主　　译　张晓颖（首都医科大学附属北京康复医院）

　　　　　欧阳胜璋（首都医科大学附属北京康复医院）

副 主 译　王丛笑（首都医科大学附属北京康复医院）

　　　　　解　斌（首都医科大学附属北京康复医院）

　　　　　宋佳凝（首都医科大学附属北京康复医院）

　　　　　李瑛琦（首都医科大学附属北京康复医院）

译　　者　张　宁（首都医科大学附属北京康复医院）

　　　　　王文慧（首都医科大学附属北京康复医院）

　　　　　孔祥宇（首都医科大学附属北京康复医院）

　　　　　王　雪（首都医科大学附属北京康复医院）

　　　　　张　诺（首都医科大学附属北京康复医院）

　　　　　高　帅（首都医科大学附属北京康复医院）

　　　　　霍诗乔（首都医科大学附属北京康复医院）

　　　　　陈佳茹（首都医科大学附属北京康复医院）

　　　　　李　爽（首都医科大学附属北京康复医院）

　　　　　黄　岩（首都医科大学附属北京康复医院）

　　　　　胡婷婷（首都医科大学附属北京康复医院）

　　　　　高穆榕（首都医科大学附属北京康复医院）

　　　　　吴　丹（首都医科大学附属北京康复医院）

　　　　　张　珍（首都医科大学附属北京康复医院）

　　　　　仲佩瑾（首都医科大学附属北京康复医院）

　　　　　袁　爽（首都医科大学附属北京康复医院）

　　　　　高　畅（首都医科大学附属北京康复医院）

翻译秘书　李佩蓉（首都医科大学附属北京康复医院）

译者前言

20世纪80年代以来，为了更加客观地理解和阐述各种环境因素及患者主观感受等个体因素对功能障碍的影响，世界各地的作业治疗学者根据各自不同的工作环境、文化背景、社会因素等，在实践过程中逐渐提出了各具特色的作业治疗模式。每种作业治疗模式都有各自不同的发展历程和特点，为作业治疗师在临床康复中对患者的评估和治疗提供了指导原则和循证依据，帮助作业治疗师确定首要解决的问题并为作业干预提供思路。目前，在我国临床康复实践中，作业治疗师对作业治疗模式的关注越来越多。

《作业治疗经典模式及实践应用》（*Using occupational therapy models in practice：A field guide*）是一本全新的从实践者和从业者的角度编写的、能对当前流行的作业治疗模式进行统一概述的教科书。本书共介绍了9种作业治疗模式的实践应用及发展简史，旨在让读者了解20世纪80年代以来作业治疗领域在理论与实践方面取得的进步。作为一本实践指南，第一章和第二章讲述了模式的实践背景，第三章主要研究个体作业表现与适应，其中包括美国和澳大利亚的作业表现模式和作业适应模式。第四章介绍了3种模式，即人－环境－作业－表现模式、人－环境－作业模式和人类行为生态学模式。第五章介绍了加拿大作业表现模式和加拿大作业表现与参与模式，第六章介绍了人类作业模式，第七章介绍了河川模式。最后，第八章讨论了作业治疗的发展趋势。其中，第三章至第七章主要概述了作业治疗模式的选择，通过各种模式的示意图形象地对每种模式的目的和结构进行了讲解。为了便于实践，在各模式的最后提供了一个记忆辅助专栏来指导从业者在临床中如何应用该模式。此外，本书还展示了每种模式相关的主要工作内容和案例说明。

翻译本书的初衷主要是希望能够为作业治疗专业的学生、从业者和教育工作者提供有用的资源，并能帮助作业治疗从业人员将作业治疗的专业理念转化为作业治疗实践，从而展现作业治疗的真正本质和潜在力量，为客户提供科学且个性化的评估与治疗；同时通过理解历史背景对理论发展的影响，促使作业治疗师批判性地思考作业治疗的相关性和重要性，并在更新现有模式和创造新模式的过程中做出贡献。

非常荣幸我们能成为本书的翻译团队成员及作业治疗理念的传播者，在翻译的过程中，我们始终致力于保持原作的风格和意境，力求准确地传达原作的精神内涵和深层意义。尽管译稿经过了多次校对与修改，但由于本书内容富含哲理且涵盖诸多专业术语，加之中外术语规范及语言表达习惯存在差异，中文翻译版本中难免存在疏漏或欠妥之处，恳请广大读者批评指正，不吝赐教。

最后，衷心感谢河北省人民医院闫彦宁教授和首都医科大学附属北京康复医院郄淑燕教授的悉心指导和大力支持。同时，也要特别感谢首都医科大学附属北京康复医院所有参与翻译和校对工作的同事。此外，我们还要特别感谢出版社编辑老师的精益求精和辛勤付出。

张晓颖　欧阳胜璋
2025 年 2 月 19 日

作业治疗经典模式及实践应用

序 言

随着作业治疗的研究和应用进入第二个世纪，是时候对其当前的理论和实践方法进行评估了。在过去的一个世纪里，这个伟大的职业在理论和实践方面发生了很大变化。工业化世界已经从一个倾向于对人类现象和真理进行单一的、实证主义解释的现代化时期，转变为一个以多元和相对观点解释真理和我们周围世界的后现代状态。在当代作业治疗中，通过理性个体的视角来解释"行动"的首要地位和意义这种观念正在受到挑战，并被扩展，以包含多元真理观和集体经验所带来的可能性。曾经以生物医学为主导的理论和知识体系正在向批判性社会科学和社会正义的领域扩展，其中许多改变都是由作业治疗思想和实践所处的更大背景的变化引起的。我们的思想和理论的演变证明了作业治疗的持久信念，即人类具有适应不同环境及应对环境变化的巨大潜力。

这些变化给作业治疗学者和理论学家带来了巨大的挑战，他们必须找到一种方法来解释围绕"行动"的现象并共享经验。对作业治疗学生和从业者来说，理解和引导作业治疗理念在日常生活和实践的不同背景下进行连续实践的挑战更加艰巨。因此，拥有丰富实践经验和作业治疗理论教学经验的作者认为，有必要编写一本全新的关于作业治疗模式的教科书。

我们需要的是从实践者和从业者的角度编写的、能对当前流行的作业治疗模式进行统一概述的教科书。据我们了解，世界各地的许多执业作业治疗师都有不被尊重的感受，在他们的职业领域内也缺少关于科学理论的权威。更糟糕的是，治疗师还没有做好充分的准备，无法将那些在远离实践的基础上提出并建立的理论和要求应用于实践。

在作业治疗的教育和实践中，真正需要的是一种可利用的资源，学生和从业者可以将其应用于作业治疗实践领域的不同背景，在理论和实际发生的事情之间建立必要的联系，并在这个关键的互动中将客户和治疗师联系在一起。我们需要支持该领域的同事应用理论来帮助他们的客户解决日常生活中的困难，以便将临床（专业）推理应用于作业治疗中。

此外，作者还认识到我们需要一本关于作业治疗理论的书，该书将探讨文化对全球作业治疗实践提出的新挑战。世界各地的作业治疗师逐渐认识到，跨越文化意义的边界，对作业和作业治疗进行某些（单一和普遍的）解释（Iwama 认为，这些解释将反映并有利于模式起源的文化规范）面临着挑战，有着局限性。这种有关文化和理论不断发展的论述也将揭示出在客户、治疗师及医疗机构之间互动时所交织的权力结构问题，从而影响从业者与客户协调的方式以及他们的做法。我们需要一种新的理论资源，这种理论资源能够使治疗师批判性地理解模式并明智地选择和应用模式，而不是仅仅传达如何应用特定模式的说明。鉴于人们在观念上的差异，作者在大洋洲、北美洲、欧洲、亚洲、南美洲和非洲等地区的作业治疗理论课程中考虑了人的多样化需求，在这个过程中便产生了本书的基本框架和内容。

尽管本书并非历史文献类，但它将那些旨在指导实践的理论框架置于一个更广泛的历史和情境背景之中。思想和实践是存在于时间和空间中的。它们存在于一个历史背景下，在这个历史背景下，它们延续了过去的事情，并为未来可能发生的事情铺平了道路。这些由思想与实践所埋下的种子从此逐渐在周围更广阔的沃土中萌芽。作为一种理论与实践紧密联系的专业，作业治疗在开发旨在指导实践的概念模式方面有着丰富的传统。然而，这些实践模式本身也是一个世纪以来思想和实践发展的一部分。我们认为，没有一种单一的模式能充分并普遍适用于所有的作业治疗情况。每种模式都非常复杂，代表了之前和现在围绕它们的一系列条件、真理、理想、文化规范和价值观。就像模式与促成其当前形势的条件和思想的背景之间存在相互作用一样，模式与客户日常生活中的独特体验和具体情景之间也有着类似的互动。作业治疗师作为协调者，致力于使客户和作业治疗之间达到最佳且最安全的配合。

本书介绍了当前的 9 种作业治疗模式，并回顾了其历史发展，希望读者了解自 20 世纪 80 年代以来作业治疗理论和实践的进步。在这个瞬息万变的世界中，人们很容易忽视导致目前局势的原因，而只顾着展望未来。然而，在这样做的过程中，我们有可能失去一些被暂时搁置的重要想法，转而支持那些应对当前挑战的想法。我们希望这本书能帮助作业治疗师回顾过去 30 年中一些重要的观念，"拂去它们的灰尘"，重新看待它们，确定它们在当前环境中的作用。

[Merrill] 这本书的编写也有它自己的历史。我邀请了昆士兰大学作业治疗系的 Michael Iwama 教授合著。他的职位为昆士兰大学的作业治疗工作人员建立专业间的联系提供了很多机会。这本书就是这样一种联系的结果（但只是众多联系中的一种）。我要感谢 Michael，他作为一名出色的合作者，鼓励我看到了许多我的想法中的价值，并分享了他在作业治疗中积累的丰富经验和广阔视野。

[Michael] 我至今仍清晰地记得，2003 年我来到昆士兰大学，开始与澳大利

亚的作业治疗师建立这个奇妙的联系时，我感到多么幸运。我被那里经验丰富、学识渊博且能力出众的学术团队所震撼。令我印象最深刻的是我们这个行业中一位名叫 Merrill Turpin 的新人。虽然最初我只是被邀请来与澳大利亚的同行分享关于作业治疗文化和理论的想法，但我最终接受了 Turpin 博士关于这些主题的指导与教育。当您通读本书时，您会很容易地意识到大部分内容都源自 Merrill Turpin 的见解。能够"肩负"Turpin 博士的想法和工作，受到她的启发并与她合作，并将这种资源带到我们伟大专业的课堂和实践领域中，我感到非常荣幸。

　　希望这本书最终能像我们所设想的那样，成为学生、从业者和教育工作者有用的资源。如果知识是力量，我们希望看到这种力量延续到作业治疗理论方面，转移到作业治疗实践的熔炉中并进行检验。我们希望，随着时间的推移，治疗师再次被视为作业治疗的本质和潜在力量的持有者。作业治疗模式应该通过实践的视角和客户的日常生活经验来解释和理解，最终根据其在促进积极变化方面的实用性以及为客户带来的益处进行评估。因此，我们希望作业治疗师能够以不同于以往理论书籍的方式使用这本书。我们希望学生和治疗师能够将这本书带到自己的学习和工作场所，以便在作业治疗实践中随时查阅。

致 谢

家人的爱和支持支撑我们度过了漫长而愉快的撰写过程。

我（Merrill）要感谢我的丈夫伊恩·伦顿（Iain Renton）为这本书设计封面。

我（Michael）要感谢我的妻子莎伦（Sharon），感谢她对我所从事职业的支持。

我们还要感谢这本书的策划编辑凯瑟琳·杰克逊（Catherine Jackson），她提供了温和而善解人意的指导，对于她的耐心和专业精神，我们表示非常感谢。

Merrill Turpin 和 Michael Iwama

澳大利亚布里斯班，加拿大多伦多，2010

目　录

概述..1

第一章　理论与实践..13

第二章　结合情境的专业推理..25

第三章　作业表现模式与作业适应模式..46

第四章　人－环境－作业模式（PEO）..81

第五章　加拿大作业表现与参与模式..106

第六章　人类作业模式..123

第七章　Kawa 模式..142

第八章　作业治疗理念..160

概　述

章节目录

历史和背景方法 ··· 2

西方健康模式 ··· 3

作业治疗理论中的主题 ·· 7

在实践中使用模式 ·· 10

总结 ·· 10

参考文献 ··· 11

在实践中，由于事物具有简单性和熟悉性，它的重要性就容易被忽略。

——路德维希·维特根斯坦（Ludwig Wittgenstein）

　　这本书介绍的是作业治疗的实践。它探讨了作业治疗师作为专业人士做出相关专业行为决策的过程。它还介绍了已经构建成结构化框架以指导作业治疗实践的理论思想。在上面的引言中，路德维希·维特根斯坦（Ludwig Wittgenstein）暗示，当群体普遍认可一个观念时，人们便不会再关注或评论它。现象学家将这种情况称为自然态度，在这种态度下，我们可能意识不到某些假设会影响我们的观点。在专业领域，构建概念框架是有价值的，因为它们可以帮助我们意识到许多对我们的专业非常重要但往往被忽略的假设。

　　作业治疗师可以使用概念框架进行完善成熟的实践，以明确构成其实践基础的理念（及其相互关系）。这可能部分源于这样一个事实，即许多作业治疗实践都发生在日常生活的背景下。由于这可能使作业治疗知识对许多人来说看起来像"常识"，所以作业治疗可能需要阐明其视角的独特性。概念框架可以帮助我们证明我们的治疗方法不仅仅是常识。作业治疗师在社会上广受欢迎，并能提供其他人无法提供的服务，这一事实表明，作业治疗知识最好被描述为"非凡的常识"。在本书中我们将作业治疗框架称为模式，模式对于探索作业治疗的独特性很有用。

　　作为专业人士，作业治疗师在日常工作中要应对促进个体或群体作业表现的复杂性。作业治疗师知道，很难确定关于如何帮助人们在日常生活中做他们需要做和想做的事情的普遍原则。导致这一现象的因素有很多。他们知道每个人的性格、能力和兴趣都有很大的不同，人们都在特定的环境中生活。他们也知道这些环境非常复杂，并且有文化、空间和时间维度。

人们思考和体验自己生活的方式取决于他们适应特定生活环境的能力。参与日常生活的要求因人们自身及其特定的生活环境而异。这些要求可能包括：能够为自己或他人完成特定的任务；单独或与他人一起完成任务；在特定情况下克制自己的行为；扮演自己期望的角色，或者在"群体"和更广泛的社会中扮演他人期望的角色。

在本书中，我们着重探讨了作业治疗的核心问题，即通过作业促进与情境相关的参与。在这一核心问题中有两个重要概念：情境和作业参与。首先，作业治疗一直认同情境对人们日常生活和行为的重要性。人们在特定的历史背景和时间下，会在特定的地点做特定的事情。作业治疗通常使用"环境"这个术语来讨论情境。随着时间的推移，影响行为表现的环境因素已经被更具体地识别出来，比如物理环境、社区环境、社会环境、政治背景、文化因素、宗教信仰和时间因素等。从本质上讲，人们的作业发生在特定的时间和地点，并与特定的人和群体相关。

其次，作业治疗的目的是帮助人们能够以更有意义的方式参与到他们所处的环境和广泛的社会之中。在日常语境中，"参与"一词的意思是加入或共同经历某件事情。目前，许多作业治疗的观点认为，作业活动是人们在社区中融入或分享日常生活的主要途径。无论这些社区是以家庭为单位，还是其他形式的社会群体。然而，由于某些原因，人们可能很难参与社区的日常生活。

历史和背景方法

如果你了解人们经历的基本背景，那么就会明白人们所做的决定和所做的事情具有何种意义。这些经历深受时间和空间的影响，也就是说，人们在他们自己的社会历史背景下生活与活动。同样，作业也存在于特定的时间和地点，并有着影响其思想的历史。这些思想如何与当前和未来的社会状况相关联并产生共鸣，可能会决定这一作业的实用价值和可行性。

在本书中，我们提出了9个概念框架，并称之为实践模式。之所以选择这些实践模式，是因为我们相信它们代表了特定于作业治疗的主要概念框架（因此与作业治疗实践相关）。正如第一章所讨论的，在作业治疗中，概念框架的术语是不一致的，此外，由于作业治疗师会广泛应用专业以外的各种知识，而这些知识不是作业治疗所特有或独有的，因此，我们并没有纳入作业治疗师在特定实践领域可能使用的概念或实践框架，以提供关于具体评估和干预的详细指导（这些框架通常被称为参考框架）。相反，通过关注作业治疗的实践模式，我们旨在讨论世界各地的作者对作业治疗理论和实践进行概念化的方式。

"模式"所处的时间和地点可能会对从事作业治疗的作者产生特定的影响，我们试图通过应用已提出的模式，并采用历史研究的方法来探究这些影响是如何产生的。虽然大量的文献已通过追溯该行业的一些哲学根源做到了这一点，但本书旨在将作业治疗实践模式放在其产生和发展的时间和地点背景中。在我们介绍的模式中，有的已经经过多个版本的更新，有的虽然在较早的时间出版，但是还没有更新。本书中的模式之所以入选，是因为它们包含了许多影响当前作业治疗视角的重要思想。在这些概念模式中，人们提出的许多想法已经深入当前的作业治疗哲学中，它们对实践的影响是深远的。本书介绍了过去约 30 年间在作业治疗生涯中发展起来的一系列模式，将为从业者和研究者提供一个非常浓缩的视角，以了解塑造作业治疗专业思维的关键因素。我们希望本书能激发读者的思考，随着作业治疗的发展，我们的模式将如何与作业相关联并且能够补充作业治疗实践。通过了解历史背景对理论发展的影响，可能会迫使现在和未来的作业治疗师批判性地思考作业治疗的相关性和重要性，并在更新现有模式和创造新模式的重要过程中做出贡献。

西方健康模式

由于许多重要的作业治疗模式都是在西方健康观念的背景下发展起来的，因此这些观念是我们首先需要探讨的内容。从历史上看，作业治疗一直注重个体的参与，因为它在西方世界，特别是在对健康有个体化和机械化理解的卫生部门发展成为了一种职业。在作业治疗中，这种以个体为核心的做法似乎正在发生改变，这与卫生领域日益关注人群健康的整体趋势相一致。我们认为，有 3 种健康模式对作业治疗实践模式产生了影响，它们分别是生物医学模式、生物 - 心理 - 社会模式和社会生态学模式（最后一种模式使用了一系列不同的术语，其中包括社会健康模式。然而，我们选择放弃这个术语，因为它经常与社会残疾模式混淆，二者截然不同）。

Reed（2005）和 Kielhofner（2009）都将短暂的作业治疗历史分为了 4 个阶段（表 0.1）。从本质上讲，Reed 和 Kielhofner 对这段历史的划分都始于同一个时期，当时作业治疗的基本思想是由其他运动发展起来的，比如精神治疗运动和工艺美术运动。在这之后的一段时间里，作业治疗师的工作就是给患者提供有疗效并且有意义的活动，以帮助患者恢复健康。作业治疗史上第 3 个阶段的特点是机械观点占主导地位，这种观点在 20 世纪末的健康领域普遍存在。最后一个阶段被两位作者描述为作业治疗回归其基本原则的时期。Whiteford 等（2000）强调，在第 4 个阶段，作业治疗又回归到对作业的关注，而不是发展一个新的方向。他们将其称为"作业的复兴"（P.61）。

表 0.1　作业治疗史上的几个时期					
Reed（2005）			Kielhofner（2009）		
时间	时期和影响	特点	时间	模式	特点
1800—1899 年	改革时期：精神治疗运动和工艺美术运动	这些运动的思想为作业治疗在精神健康机构的实践提供指导	18 和 19 世纪	精神治疗前模式	参与日常活动有助于健康
1900—1929 年	形成时期：实用主义哲学	基础术语和概念的发展	20 世纪初	作业模式	心理、身体和环境与作业的相互关系
1930—1965 年	机制时期：医学哲学和科学（定量）方法	许多旧概念被遗忘，新的概念出现	20 世纪 40 年代末期和 50 年代	机械学模式	关注内在机制的损伤——生物力学、心理学和神经学
1966 年至今	近代时期：形成思想和接受定性方法	发展实践模式，扩展日常生活中对作业的理解	20 世纪 60 年代至今	现代模式：回归作业	回归作业，关注影响作业表现的因素

　　这些时期或模式与更广泛的健康领域的发展趋势相一致。在 Reed 和 Kielhofner 所概述的历史时期中，健康的第一个趋势是由生物医学模式的概念框架主导的。从 19 世纪中期开始，随着医学的兴起，这种模式逐渐成为西方国家的主要健康模式。在讨论这种健康模式时，Taylor 和 Field（2003）指出，医学的发展经常被描述为戏剧性的突破。他们认为，在这种"英雄主义"的医学观念中，为增进健康而进行的斗争被看作医生和医学科学家在人体战场上与被称为疾病的客观敌人进行的一场"战争"（P.21）。他们还列出了生物医学模式的主要假设。

- 健康是指没有生物学异常。
- 疾病有特定的病因。
- 人体被比作一台机器，可以通过个体化治疗来阻止或逆转疾病进程，从而恢复健康。
- 一个社会的健康在很大程度上取决于医学知识的水平和医疗资源的可获

作业治疗经典模式及实践应用

得性（P.21–22）。

Taylor 和 Field（2003）解释说，随着医学的发展，生物医学模式的主导地位在 19 世纪和 20 世纪初得到了巩固。生物医学模式是一种专业模式，在该模式中，患者需要（被动地）直接或间接通过医疗技术（如 X 线和磁共振）接受身体检查，以明确其健康问题的原因。

尽管作业治疗一直受到生物医学和人文的双重影响，但西方的机械主义思想在 Reed 和 Kielhofner 称之为"机械主义"的时期（因为这一时期由"人体是机器"的思想所主导）以及 20 世纪 80 年代的作业治疗模式中最为明显。这些模式强调了个体损伤所带来的影响，即所谓的"表现成分（performance components）"。然而，即使在生物医学影响最大的时候，关注人本身和人文关怀仍然是作业治疗的主要特征。在此期间，生物医学对人的理解与开放系统对人的理解形成了鲜明对比。开放系统方法将人类概念化为由相互影响的多层次系统构成。这种方法不仅考虑了生物医学方面的问题，还考虑了心理和社会方面的因素。系统方法随之产生，并且通常与生物－心理－社会模式联系在一起。生物－心理－社会模式是影响作业治疗理论的第二种主要健康模式（也是最能体现作业治疗特点的模式）。

20 世纪后半叶，西方卫生系统采纳了生物－心理－社会健康模式。1977 年，George Engel 发表了一篇文章，主张一种超越传统健康观念（仅限于身体没有疾病）的健康模式，并称之为生物－心理－社会模式。顾名思义，该模式承认生物、心理和社会因素会影响一个人的健康。这种健康模式关注的是幸福感（不仅是没有疾病）和健康的主观体验（不仅是疾病的身体表现）。随着时间的推移，生物－心理－社会模式成了健康的主导模式，特别是在医院以外的服务机构（医院里生物医学模式仍然占主导地位）。

20 世纪 80 年代初，健康研究开始关注主观体验的亚健康状态和残疾。以医学人类学为基础，研究者通过疾病现象学研究区分了疾病和疾病体验（See Good and DelVecchio Good,1980; Toombs,1992）。这项研究表明，亚健康体验与患有疾病有所不同。例如，一个人可能有疾病的体征，但感觉很好，而有的人可能在没有疾病体征的情况下呈现亚健康状态和残疾感。在生物－心理－社会模式中，强调了对健康的全面理解，既包括健康和疾病的客观体征，也包括主观体验。

在人们的日常生活中，个体被视为广泛系统中的一个组成部分。因此，生物－心理－社会模式系统理论的形成对健康的理解产生了巨大影响。该系统理论将个体概念化为由多层次系统构成的整体，这些系统包括细胞、器官、生理系统，以及更广泛的生物和心理系统，还有个体所处的社会和社会文化系统。在这个理论中，人被定义为开放的系统，能够接受来自外部环境（即外部系统）的输入，并能够对其采取行为反应（内部和外部不同系统之间的相互影响）。

20世纪90年代的作业治疗模式尤其受到生物 – 心理 – 社会模式的影响，通常在关注主观体验和身份认同等心理问题的同时，也明确了早期模式中提出的表现成分（基于生物医学模式的损害）。随着人们越来越认识到社会文化环境对健康的重要性，压力的概念也得到了明确。此外，由于个体周围更广泛的系统被关注，这时的作业治疗模式也确定了个体与其他不同方面，包括身体和社会等环境因素之间的相互作用。

对生物 – 心理 – 社会模式的一个常见争论是，尽管它承认个体受到更广泛环境的影响，但它仍然以个体为中心。当前，西方的健康概念越来越关注影响人群健康的因素，而不是把健康视为个体层面的主要问题。此外，东方的思维和行为方式正变得越来越容易被西方世界所接受，人们生活的集体性也变得越来越明显。因此，西方医疗保健越来越受到第3种模式，即社会生态学模式的影响。

社会生态学模式关注社会中更广泛的健康分布模式。它关注这样一个事实：有些人的健康状况比其他人差，而更值得注意的是，某些人群的健康状况比其他人群差（Reidpath，2004，P.9）。因此，它将健康概念化为由更大范围的因素所决定，而不是由生物异常或具体的与个体有关的因素决定。健康的决定因素被定义为"导致健康发生变化的因素或特征，无论是变好还是变坏"（Reidpath，2004，P.9）。健康的决定因素包括社会因素、环境因素、生物因素和遗传因素4个方面，如锻炼、水质、阳光暴露以及人们工作和生活的条件。由于社会结构可能对不同群体产生有利或不利的影响（例如，从统计学上讲，最富有的人是最健康的），所以社会生态学模式关注健康不平等的问题（即健康分配不均，导致社会中的一些群体比其他群体更健康）。该模式还关注医疗服务的公平获取及保障健康的其他因素（例如安全的工作条件）。

目前为止，作业治疗主要以生物 – 心理 – 社会观点为特征。这在许多以个体为中心的作业治疗模式中体现得尤为明显。然而，这种情况可能正在发生改变。许多当前版本的模式都明确指出，客户可以是群体和小组，而不仅仅是个人。此外，与社会生态学观点更为契合的加拿大作业表现与参与模式（Canadian model of occupational performance and engagement，CMOP–E）明确提出了健康公平和参与公平的问题，表达了对公正社会的关注，并将倡导（和权力分享）作为一项关键的赋能技能。

进入21世纪，随着更多观点在健康模式中得到更广泛的接受，作业治疗理论和实践可能会更明确地去追求这一方向，而不再是以个体为重点。作业治疗的实践可能会随着作业治疗师在更加广泛的领域开展工作而发生变化。例如，西方国家可能会继续拓宽健康和幸福感的概念，同时也面临一些紧迫的问题，如土著居民中普遍存在的劣势以及较差的健康状况。同样，在非西方国家人们的人生观和世界观可能会越来越多地影响作业治疗的理论和实践（无论是在西方国家还是在非西方国家）。

作业治疗理论中的主题

本书提到的 3 种健康模式对作业治疗模式的影响是显而易见的，但作业治疗在随时间发展组织其概念的过程中也贯穿了 3 个主题。首先，在 20 世纪 70 年代，作者的主要目的是明确作业治疗的基本概念。当时，这些思维框架尚未被称为模式，而是专注于开发一个概念系统，该系统旨在整合针对特定人群实施干预措施的理念。

其次，从 20 世纪 80 年代中后期开始，作业治疗理论的重点变成了对组织信息的方式进行解释，这些方式一般被称为模式。美国和加拿大作业治疗协会发表的作业表现模式主要受生物医学对健康理解的影响。其他模式则采用了系统理论的语言。例如，1985 年出版的《人类作业模式》，以及 1991 年由 Christiansen 和 Baum 发表的《人–环境–作业表现模式》，都明确指出了它们是以开放系统理论为基础的。表 0.2 概述了本书中回顾的作业治疗模式、它们各自的出版年份以及与之相关的健康模式。

表 0.2　本书中回顾的作业治疗模式		
作业治疗模式	**出版年份**	**健康模式**
作业表现（OP）模式（Pedretti）	1981，1985，1990，1996，2001	以生物医学模式为主
作业表现（澳大利亚）（OPMA）模式（Chapparo and Ranka）	1997	生物–心理–社会模式
作业适应（OA）模式（Schkade and Schultz）	1992，1997，2001，2003，2009	生物–心理–社会模式
人–环境–作业表现模式（PEOP）（Christiansen and Baum）	1991，1997，2005	生物–心理–社会模式

作业治疗模式	出版年份	健康模式
人 – 环境 – 作业模式（PEO）（Law et al.）	1996	主要是生物 – 心理 – 社会模式（人的客观和主观方面都很重要），少部分是社会生态学模式（关注重点是群体，而不是个人，但不关注健康分布模式）
人类行为生态学模式（EHP）（Dunn, Brown and McQuigan）	1994	社会生态学模式和生物 – 心理 – 社会模式（背景是观察作业表现的视角）
加拿大作业表现与参与模式（CMOP-E）（Townsend and Polatajko）	1997，2002，2007	生物 – 心理 – 社会模式，2007版也包括社会生态学问题（如社会公正）
人类作业模式（MOHO）（Kielhofner）	1985，1995，2002，2008	生物 – 心理 – 社会模式
Kawa 模式（Iwama）	2006	不符合西方文化的健康模式（西方从业者必须注意，不要从生物 – 心理 – 社会的角度来解释它）。可能与社会生态学模式最接近

第 3 个主题在现代模式中显而易见，那就是作业语言。虽然作业（人的活动）被广泛认为是作业治疗实践的核心，但作业是在模式中表现为一个独立的实体，而且更像是拍照用的镜头，我们通过它来观察人和环境。在本书中，我们使用向窗外看的比喻来指代各种模式中的作业位置。窗户是透明的，所以你可以透过窗户看别的东西。但有时你的注意力可能集中在透过窗户看到的东西上，而在很大程度上没有意识到窗户本身。在其他时候，你的注意力可能还包括对你所看到的窗框和形状的认识（图 1.1）。

这个比喻在一些早期作业治疗模式的结构中，就如同一个人通过作业的"窗口"来观察人和环境一样。在这些早期的模式中，主要关注的是人与环境之间的相互作用，作业虽然是模式的公认目的，但并不一定是模式的组成部分。然而，在其他模式中，观察者似乎向后退了一步，不仅描述了向窗外看的过程，而且在描述所看到的东西时，也将窗户本身包括在内。因此，与旧模式相比，新模式倾向于将作业作为模式的一个组成部分（CMOP-E除外），从而提出了一种人、环境和作业之间相互影响的互动关系，而非仅仅通过关注人与环境之间的互动来理解作业。

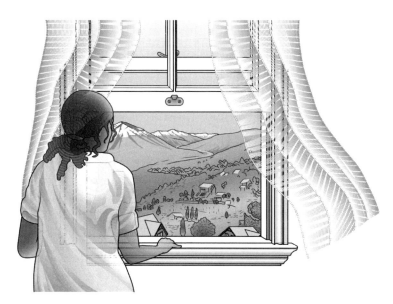

图0.1　窗户比喻——一个人从窗户往外看

作业治疗模式在概念化作业与人类健康和幸福之间关系时也有所不同。一些模式是基于这样的假设：作业是人类影响环境的重要手段。这一假设似乎源于早期作业治疗的主张，即对环境的掌握是健康和幸福的核心。在作业治疗实践中，人们认为通过掌握周围环境可以提高存活率（Clark，1997；Reed and Sanderson，1999；Wilcock，1993）、促进生长发育（Gilfoyle et al.，1981；Nelson，1988）、促进自我实现（Baum and Christiansen，1997），并提高生活质量（Goldberg et al.，2002）。掌握环境的重要性塑造了早期的作业。

相比之下，一些模式没有以同样的方式将人与环境分开，因此，也没有将作业概念化为掌握环境的工具。例如，生态学模式强调人与环境的相互联系，并强调它们不应被概念化为独立的实体。同样，在Kawa模式中，"去中心化"的自我概念意味着掌握本质上属于自我的东西几乎没有什么意义。

在所有的作业治疗模式中，将人与环境定义为不同的实体，并将作业视为一个人与另一个人相互作用的媒介，并不是一个普遍且显而易见的假设。虽然掌握环境的概念是作业治疗专业的基础，但这一概念似乎已成为一种不言而喻的假设，未来可能需要讨论和澄清。

在实践中使用模式

探索模式是理解作业治疗基础概念的一种方式，为了使这些探索有价值，应该加深理解这一过程，从而促进作业治疗实践的进步。因此，本书实际上探讨的是在实践中如何使用这些模式，而不是将模式本身视为追求的终极目标。模式本质上是提供一个组织框架，用来系统地思考实践，并提供一个与他人讨论实践的方式。作业实践是一个复杂而混乱的过程，如果缺乏明确的过程指导，治疗师在面对复杂情况时可能会感到无所适从，并过度依赖于作业治疗师个人的经验和判断。

行业是指其成员在不同的环境和情境下与不同的个案一起工作时所认同和从事的领域。Lave 和 Wenger（1991）使用术语"实践社群"（P.29）来描述个体所属的群体，以及在特定背景下从事学习的群体。这些实践社群代表并表达了特定行业的共同理解，并将其与其他专业群体区分开来。概念框架可以帮助作业治疗师个人按照他们专业的共同理解来组织工作。用现象学的术语来说，这些共同的理解被称为专业的"思维习惯"（Toombs，1992）。这一概念强调，行业不能简单地通过它们的过程、程序和工具来区分，每个行业都有理解和解释现象的独特且习惯性的视角。习惯的概念表明，这种视角具有某种自然性，因为习惯塑造行为，而不一定需要人们有意识的努力。"思维习惯"这一术语创造了一种感觉，即专业人士可以通过一个专业的视角去观察世界并实施训练，尽管这可能是他们下意识的行为。

实践模式提供了一种语言，帮助作业治疗师向他人表达其独特的专业观点。这些模式清楚地说明了作业所基于的概念，以及概念是如何被分组或组织在一起的。实践模式对于增强作业治疗师的作业认同感非常重要，因为它们提供了一种语言，使治疗师能够向他人表达他们对世界的习惯性理解方式，以及他们的专业观点对客户所带来的价值。

总结

为了便于在实践中使用模式，本书致力于概述一系列不同的作业治疗模式，并将它们融入实践的概念背景中。作为一本实践指南，本书旨在为从事专业实践的作业治疗师和作业治疗专业的学生提供资源。第一章和第二章提供了在实践中考虑使用这些模式的背景。第一章论述了理论与实践的概念及其相互关系，提出理论是一种产生于实践并旨在理解实践的思维方式，同时还讨论了作业治疗师

作业治疗经典模式及实践应用

可能在实践中运用的不同类型和来源的知识。第二章运用专业推理的框架来探索如何利用模式来指导作业治疗师在实践中"看到"问题并解决问题。本章提出了特定情境下的作业推理模式，以帮助作业治疗师考虑影响其工作的各种情境。第三章至第七章分别概述了作业治疗模式的选择。对于每个模式，都提供了其目的和结构的概述，并给出了模式的图示，随后讨论了模式的发展。为了便于在实践中使用，我们提供了一个记忆辅助专栏来指导临床医生在实践中如何使用这些模式。此外，每个模式还配以相关的主要工作内容和案例说明。为了帮助读者了解不同模式之间的相似之处，我们将部分相似模式归入同一章进行讨论。第三章主要研究个体作业表现与适应，其中包括美国和澳大利亚的作业表现模式和作业适应模式。第四章介绍了关注人、环境和作业的模式，而不是重点关注个人的模式。由于 3 种模式的组织和（或）侧重点不同于其他一些模式，本书将在单独的章节中分别介绍这 3 种模式。第五章介绍了加拿大作业表现与参与模式（CMOP-E），第六章介绍了人类作业模式（MOHO），第七章介绍了 Kawa 模式。最后，第八章讨论了作业治疗的发展趋势，而这些趋势在本书回顾的模式中是显而易见的。

参考文献

Baum, C., Christiansen, C., 1997. The occupational therapy context: Philosophy – principles – practice. In: Christiansen, C., Baum, C. (Eds.), Occupational therapy: Enabling function and well–being, second ed.. Slack, Thorofare, NJ, pp. 26–45.

Clark, F., 1997. Reflections on the human as an occupational being: Biological need, tempo and temporality. J. Occup. Sci. Aust. 4 (3), 86–92.

Engel, G.L., 1977. The need for a new medical model: a challenge for biomedicine. Science 196: 129–136.

Gilfoyle, E.M., Grady, A.P., Moore, J.C., 1981. Children adapt. Slack, Thorofare, NJ.

Goldberg, B., Brintnell, E., Goldberg, J., 2002. The relationship between engagement in meaningful activities and quality of life in persons disabled by mental illness. Occup. Ther. Mental Health 18, 17–44.

Good, B., DelVecchio Good, M.J., 1980. The meaning of symptoms: A cultural hermeneutic model for clinical practice. In: Eisenberg, I., Kleinman, A. (Eds.), The relevance of social science for medicine. Reidel, Norwell, MA, pp. 165–196.

Kielhofner, G., 2009. Conceptual foundations of occupational therapy, fourth ed. F.A. Davis, Philadelphia, PA.

Lave, J., Wenger, E., 1991. Situated learning: legitimate peripheral participation. Cambridge University Press, New York.

Nelson, D., 1988. Occupation: Form and performance. Am. J. Occup. Ther. 42 (10), 633–641.

Reed, K., 2005. An annotated history of the concepts used in occupational therapy, In: Christiansen, C.H., Baum, C.M., Bass–Haugen, J. (Eds.), Occupational therapy: Performance, participation, and well–being, third ed. Slack, Thorofare, NJ, pp. 567–626.

Reed, K.L., Sanderson, S.N., 1999. Concepts of occupational therapy, fourth ed. Williams & Wilkins, Baltimore, MD.

Reidpath, D., 2004. Social determinants of health. In: Keleher, H., Murphy, B. (Eds.), Understanding health: a determinants approach. Oxford University Press, Melbourne, VIC, pp. 9–22.

Taylor, S., Field, D., 2003. Approaches to health and health care. In: Taylor, S., Field, D. (Eds.), Sociology of health and health care. Blackwell, Oxford, pp. 21–42.

Toombs, S.K., 1992. The meaning of illness: a phenomenological account of the different perspectives of physicians and patient. Kluwer Academic Publishers, Dordrecht; Boston.

Whiteford, G., Townsend, E., Hocking, C., 2000. Reflections on a renaissance of occupation. Can. J. Occup. Ther. 67 (1), 61–69.

Wilcock, A., 1993. A theory of the human need for occupation. J. Occup. Sci. Aust. 1 (1), 17–24.

作业治疗经典模式及实践应用

第一章　理论与实践

章节目录

什么是理论与实践？它们为什么如此重要？⋯⋯⋯⋯⋯⋯⋯⋯⋯⋯13

实践高于理论⋯⋯⋯⋯⋯⋯⋯⋯⋯⋯⋯⋯⋯⋯⋯⋯⋯⋯⋯⋯⋯14

知识的不同类型⋯⋯⋯⋯⋯⋯⋯⋯⋯⋯⋯⋯⋯⋯⋯⋯⋯⋯⋯⋯14

不同类型知识的应用⋯⋯⋯⋯⋯⋯⋯⋯⋯⋯⋯⋯⋯⋯⋯⋯⋯⋯16

专业术语⋯⋯⋯⋯⋯⋯⋯⋯⋯⋯⋯⋯⋯⋯⋯⋯⋯⋯⋯⋯⋯⋯⋯17

以实践为起点：适用于作业治疗实践的模式⋯⋯⋯⋯⋯⋯⋯⋯20

实践模式服务于实践的方式⋯⋯⋯⋯⋯⋯⋯⋯⋯⋯⋯⋯⋯⋯⋯21

结论⋯⋯⋯⋯⋯⋯⋯⋯⋯⋯⋯⋯⋯⋯⋯⋯⋯⋯⋯⋯⋯⋯⋯⋯⋯23

参考文献⋯⋯⋯⋯⋯⋯⋯⋯⋯⋯⋯⋯⋯⋯⋯⋯⋯⋯⋯⋯⋯⋯23

在本书中，我们认为实践需要应用不同的理论方法。我们应以实践为起点，并研究出如何将理论服务于实践，而不是空将理论凌驾于实践之上。

什么是理论与实践？它们为什么如此重要？

作业治疗的理论是指导或形成行为基础的一系列想法或理念（Crepeau et al., 2009; Melton et al., 2009）。理想的理论应能够解释现象以及预测这些现象发生变化可能产生的结果，因为这样的理论言简意赅并且经得起审核和考验（Melton et al., 2009）。

理论是专业知识体系中的一部分。Higgs 等（2001）认为，没有理论基础，实践便无章可循。虽然经验丰富的作业治疗师通常难以解释实践中的理论基础，但实际上他们能够在掌握少量信息之后，得出合理且有效的决策（Mattingly and Fleming, 1994）。这说明他们已经在下意识中将实践与在自己的知识体系中所获得的信息相互结合。正如 Melton 等（2009）解释的那样："学科发展专业的知识基础及重要的概念、模式和理论能够帮助繁忙的从业者对他们的实践做快速且明智的决定"（P.12）。在作业治疗领域，Crepeau 等（2009）认为，其理论知识体系"聚焦于作业本身、作业对身心健康的影响，以及从治疗的角度如何利用作业的方式从事他们最有价值的工作"。

Melton 等（2009）提出了一个"概念化想法框架"，目的如下。

- 在结构的基础上进行思考，推理并构建一个基于实践的框架。
- 指导人们去选择那些最合适的、与作业治疗实践的本质相互联系的研究证据、评估和干预措施。
- 通过语言来表述客户的作业需求。
- 拥有将专业知识转化为专业技能的资源；以及通过理论指导，能更好地匹配客户的需求与意愿（P.12）。

实践高于理论

虽然理论对实践至关重要，但对实践的补充是不充分的。作业治疗的实践是指作业治疗师在专业角色中所做的事。这个过程需要制订决策，采取合理的行动（Carr, 1995）。有时实践被概念化为理论的应用，但 Mattingly 和 Fleming（1994）认为实践远不止于此，因为它需要多种临床推理。

理论和实践对专业人士的工作都很重要。然而，这二者并不相同。Higgs 等（2001）将二者区分为知道是什么和知道怎么做。理论教会我们"知道"是什么。通过明确特定的专业知识知道它具体做什么，理论对于组织与分享其关注领域中的专业知识基础是必不可少的。实践是知道怎么做。实践不但需要技巧，特别是在专业工作方面，而且需要能够明智地选择行为（或非行为）的能力。

知识的不同类型

在讨论理论与实践的区别时，一些作者（例如 Higgs et al., 2001; Mattingly and Fleming, 1994）参考了柏拉图和亚里士多德的古典哲学理论。虽然这两位哲学家都同意知识有不同的类型，但柏拉图认为与数学相关的知识类型具有优越性。这种知识被称为"认识"（episteme），并衍生出了术语——认识论。这类知识通常为：①命题性的，它包含一系列能以文字解释、研究或传播的论断或命题，并且通常是真实的论断；②普遍化的，目的是陈述普遍原则或规律；③理性的（而不是感性的）。这种知识类型一般与科学思维方式相结合，并且通常由文字性的理论所提出。

与实践相关的知识类型通常是实践智慧或实践知识。Kessels 和 Korthagen（1996）认为："这是非常不一样的知识类型，与科学理论无关，而是与对具体案例和对复杂模糊情况的理解有关"（P.19）。这种知识类型关乎特定的时间和地点。正如亚里士多德（1975）所说："尽管实践智慧涉及普遍原则，但它也必须考虑实际情况，因为这种实践活动涉及处理一些特定的事件"（P.1141）。实践需要的不仅是了解信息，通常还需要在特定情况下采取行为（即使只做出决定，也是一种行为的形式）。对情境的理解取决于经验，这让实践者能够在一些特定的实例中看出一些模式和共同点（在此基础上建立实践"规则"）。正如 Kessels 和 Korthagen 解释的那样："只有在经历了一个漫长的感知、评估情况、判断、选择行为路线以及面对其后果的过程后，这些细节才会变得熟悉"（P.20）。

通常，理论被概念化为"应用"于实践，这意味着理论在某种程度上先于（或可能优于）实践。当然，大多数西方国家的作业治疗课程都是先教授理论概念，然后再教授更广泛的专业实践经验。广泛的理论知识一般被概念化为广义的、命题性的知识——这与社会对从业者作为"专业人士"的期望是一致的。Mattingly 和 Fleming（1994）解释说，在卫生专业领域，所需的推理通常被概念化为"应用自然科学"，其中"推理被认为涉及根据调节原因与结果状态之间关系的一般规律认识特定的行为实例""实践被认为是经过经验检验的抽象知识（理论）和可概括的事实知识的应用"（P.317）。

Higgs 等（2001）确定了专业人士使用的 3 种知识类型。第一种是命题性知识，其是与专业联系最紧密的知识类型，也是与认知概念联系最紧密的知识类型。它也被称为理论或科学知识。正如 Higgs 等所说：

命题性知识是正式的、明确的，用命题陈述来表达。例如，阐述概念之间或因果之间的关系。这种形式的知识来源于研究和（或）学术结论，主要阐述研究知识的普遍性或通用性的主张，而不是调查产生的结果。（P.5）

命题性知识是构成"权威"概念的知识类型，它是专业知识基础的重要组成部分，通常与普遍性原则相联系，而普遍性原则可以被推广到一系列不同的环境中。各种知识基础所具有的特殊性有助于区别不同的专业。

第二种知识类型被定义为专业行业知识，这种类型的知识基于实践经验，涉及要知道如何做某事。它包括实践所需的技能；根据对特定客户群体的经验，了解他们可能面临的问题以及对他们有用的干预措施；对当时正在与专业人士合作的特定客户的了解。正如 Higgs 等所说："专业行业知识可以用命题式陈述来表达，但并没有试图去概括超越个人或群体的实践"（P.5）。因此，专业行业知识往往有着高度特定的背景，而不是普遍化（或必要普遍化）的命题性知识。作为一种实践形式的知识，它与实践智慧最为接近。

第三种知识类型是个人知识。其中涵盖个人通过与他人相处所获得的专业知识。它是在一个人的生活过程中建立起来的，可以与专业人士个人经历过（内化或拒绝）的社会风俗、个人的世界观以及作为个体的任何知识有关，这些知识可能是通过反思和经验发展起来的。

虽然理论知识可以概念化为命题性知识，但其他两种知识类型都是"非命题性"的知识（Higgs et al., 2001,P.5）。命题性知识和非命题性知识的区别在于一个是知道是什么，另一个是知道怎么做，这些内容 Polanyi（1958）和 Ryle（1949）早有提及。它也符合 Mattingly 和 Fleming 在 1994 年提出的理论与实践推理之间的区别。非命题性知识往往是"隐匿的、深入在内的"，它与存在于公众领域、可广泛传播的命题性知识大不相同（Higgs et al., P.5），它不容易被解释，也不一定能用语言表达，它需要在实践行为中被挖掘。

命题性知识和非命题性知识的概念在实践中十分重要，Crepeau 等（2009）区分了官方理论和个人理论。官方理论是那些"在不同程度上公开阐明、发表和验证的科学研究"（P.429）。个人理论是个人所持的信念，是通过个人经验及其所观察和揭示出的观点和信念而形成的，它们没有被广泛使用，因此不太可能被公开审查与讨论。

不同类型知识的应用

就目前卫生领域对循证实践（evidence-based practice ,EBP）的重视程度而言，必须考虑个人理论和官方理论之间的区别。一些利益相关群体（包括客户、卫生从业者、客服经理和投资者）一致认为，为患者提供高质量和成本效益好的服务会对患者的治疗效果产生积极影响（Turpin and Higgs, 2010）。然而，如何实现这些结果尚缺乏共识。在实现这些结果的方法中，EBP 通常更注重官方理论而不是个人理论。EBP 通过严格的研究，如随机对照试验和系统综述进行归纳及验证，从而提升知识的运用。EBP 强调研究结果可推广到产生结果以外的情况，旨在克服专业人士所遇到的推理限制。正如 Duncan（2006）所解释的那样："众所周知，专业人士在做出临床判断时，其个人观点非常容易受到一系列偏见和假设的影响"（P.60）。

从业者面临的一个问题是，如果他们仅靠从周围环境所获取的经验来做出选择，那么他们可选择的范围会很局限。这些通常受干预措施有效性（EBP 的重点）以外的因素的影响。例如，有的从业者依靠丰富的知识来提供服务，而有的从业者知识不够丰富或另有专长（如概括研究的有效性或其他干预），这之间是有所差异的。

此外，个人理论的优势在于，基于特定实践环境积累经验和知识，并且拥有对客户个体化的偏好和需求做出反应的能力。Sackett（2000）将 EBP（在作业治疗的 EBP 中）定义为"将最佳研究证据与临床知识和患者价值观相结合"（P.1）。这个定义说明，官方理论和个人理论都可以构成 EBP。

专业学科中关于理论和实践的讨论非常普遍。在这些讨论中，经常提到理论和实践之间的"差距"。例如教育学（Kessels and Korthagen, 1996）、护理学（Rolfe，1998）、物理治疗学（Rothstein，2004）以及作业治疗（Melton et al.，2009）等一系列专业学科。理论 – 实践差距的概念提供了一种方式，可阐明专业实践中固有的问题，即在做出有关专业性行为的决策时，必须整合不同来源的不同类型的知识。尽管 Sackett（2000）等对 EBP 的定义提到了不同类型信息的整合，但关于整合过程的研究很少。

在作业治疗中，重视并结合实践中不同类型的知识是非常重要的。作业治疗通过诸如艺术、科学和"双体实践（two–body practice）"等概念，表达了对命题性知识和非命题性知识同等重视的态度（Mattingly and Fleming, 1994）。此外，由于作业既是促进作业表现和参与的手段，又是作业治疗的目的，因此作业治疗的实践既需要作业的理论，也需要知道如何利用作业理论来实现这些目标的实践指导（理论与实践或知识与实践）。

专业术语

这一小节回顾了作业治疗论述中的一系列不同术语。由于作业治疗使用与理论和实践相关术语的方式随着时间的推移发生了变化，在此，我们采用了历史方法来理解这一术语，并对不同作者的理论分类方法进行了讨论。

使用术语描述作业治疗中提到的不同层次理论的方式存在着历史差异。在19 世纪 70 年代、80 年代以及 90 年代早期，有一位名为 Mosey 的作业治疗理论的重要作者，她区分了"基础知识体系"（P.49）和"应用知识体系"（P.69）。她认为，一个专业的基础知识体系应汇集所有被专业所承认的信息，以此为基础知识，并支持应用知识体系和实践。这些信息通常来源于各种哲学和科学知识的组合，也可能包括一些实践知识（P.49）。Mosey 在一个专业的基础知识体系中确定了 5 个知识类型，它们分别是哲学假设（基本信念）、道德准则、理论基础 ["作为实践科学基础的理论和实证数据"（P.63）]、影响范围和合理的工具。

Mosey（1992）解释说："一个专业还需要一个应用知识体系，它与基础知识体系相兼容，因为基础知识并不意味着可以直接实践"（P.69）。她将应用知识体系定义为"一系列信息的集合，可作为识别日常问题、解决问题的基础"，并建议应用知识体系应包含一套专业的"实践指南"（P.69）。她认为，虽然这些准则可能会使用一系列不同的术语，其中包括实践理论、实践模式和基本规则等术语，但所有术语都是"将理论知识转化为能够用于实践的形式"（P.73）。

Mosey（1992）提供了两套实践指南的实例，分别是医学的诊断学分类和作业治疗的参考框架。她认为参考框架包括：①它的理论基础是"定义与描述参考框架所涉及人类经验范围的性质"（P.85）；②相关的功能–功能障碍的连续性，以界定理解问题和解决问题的方式；③显示功能和功能障碍的行为及体征；④概述预期会导致变化的行为假设（陈述或假设）（通常是为了增强功能——在参考框回中以任何方式概念化）。

Mosey（1992）认为参考框架与特定专业有关。例如，她认为："应该记住参考框架只是实践指南的一种类型。参考框架不适用于医学，就像诊断学分类不适用于作业治疗一样。因此，每个专业都应有一套适合自己特定实践需求的指南"（P.87）。

与 Mosey 的观点相反，目前一些作者使用参考框架这一术语来指代作业治疗师所用的知识体系，而不是专门针对作业治疗。Crepeau 等（2009）称，参考框架通过描述特定实践领域内的信念、假设、定义和概念，来指导实践。这种分类包括理论框架，例如发展、认知行为、心理动力学和生物力学的理论框架（Duncan, 2006; Reel and Feaver, 2006）。将参考框架定义为在特定领域指导实践的方法，意味着可以包括特定的观点，而不特指作业治疗。因此，一些作者提供的参考框架的例子包括比作业治疗更广泛的方法，如运动控制、自我倡导和康复，同时也有特定的作业治疗实践框架，如 AOTA 实践指南。

为了面向广大跨学科的读者，Reel 和 Feaver（2006）列举了 8 个常用的康复理论与实践的术语，包括参考框架、领域、治疗方法、范式、观点、模式、哲学和技术。在整理这些术语时，他们首先将人生哲学视为一个广泛的概念，并引用了 Craig（1983）的定义：人生哲学是一种信仰，是人们赖以生存的信念；其目标涵盖并超越了日常生活中微不足道的问题，或者是传达一种精神状态，在这种状态中，生命的终极变得可以承受（P.53）。他们提出从事康复的不同学科应有自己独有的治疗原则，但同时也应有共同的治疗原则。共同的原则包括医学伦理、以客户为核心的实践，以及可发展的 / 终身环境。他们将作业治疗原则定义为"每个职业特有的信仰和价值观，它让成员们有认同感，并影响着理论和实践。这有助于确定该专业所关注的领域——无论具体的实践背景如何"（P.53）。他们将参考框架定义为"不同专业人士为支持专业核心的理念而选择或发扬的理论集"，并指出"参考框架提供了具体干预所依据的原则。参考框架针对具体问题，专业人士从一些适当的参考框架中进行选择"（P.55）。在比较哲学体系和参考框架时，他们提出哲学（和范式）代表一种"软"知识类型，而参考框架则建立在"硬性"的科学原理之上（P.56）。

术语在作业治疗中的使用方式差异很大，并且取决于每个作者在不同层次的作业治疗理论体系中进行的分类。一般来说，术语"参考框架"一词支持理论体系，并不限于作业治疗的专业。该术语似乎经常与治疗或干预方法等术语互换使用，因为它们都提供了一定程度的细节，可以直接在实践中使用。作业的理论框架被认为是针对作业治疗专业，通常被称为概念化的实践模式。

在作业治疗中，Cole 和 Tufano（2008）确定了 3 个层次的理论。这些都是以作业为基础的模式和框架作为参考的范式。他们使用的术语"范式"一词纳入了 Mosey 所述的一些基础知识体系（P.57），并包括作业治疗的哲学基础、其价值观和伦理以及"用于作业治疗的 3 个基本概念：作业、有目的的活动和功能"（P.57）。他们借鉴了 AOTA 作业治疗实践框架，旨在创建一个"与我们的范式一致的作业治疗常识"的分类系统（P.59）。第二个层次是基于作业的模式，也被称为总体参考框架、概念模式或基于作业的框架。他们指出，在作业治疗中，基于作业模式有助于解释人、环境和作业表现之间的关系，形成未来专业关注作业的基础（P.57）。这一层次包括作业行为学、人类作业模式、作业适应、人类行为生态学和人－环境－作业－表现模式。他们的第三个层次称为参考框架，涉及特定领域的实践准则。这个层次包括应用行为框架、认知行为框架、生物力学和康复框架、艾伦的认知水平框架和一系列其他框架。

Kielhofner（2009）将与作业治疗相关的知识描述为 3 个同心圆，最中间的是范式，接下来的一层是概念性实践模式，最外层是相关知识。范式是指学科共有的或普遍的构想，包括核心结构、核心观点和价值观。Kielhofner 提出，范式有助于作业的统一，并界定其性质和目的。概念性的实践模式提供了指导作业治疗师实践的细节，它包括理论、实践资源和研究及证据基础。与前两层不同的是，相关知识包含的知识和技能并不是作业治疗所特有的，例如医学诊断和疾病过程的相关知识以及心理学的认知和行为概念及技能。

Duncan（2006）对理论层次的分类与 Kielhofner（1997, 2009）的分类是一致的。他使用了 3 种理论类别来构建作业治疗框架：①范式，被定义为"专业中基本观念的共识"；②参考框架，指概念化的理论框架，该框架是在专业之外发展起来的，但适用于作业治疗（类似于 Kielhofner 讲述的知识）；③实践的概念模式，指以作业为基础，专门用于解释作业治疗的实践和过程。实践的概念模式有以下实例：MOHO、CMOP、功能信息处理模式、活动疗法、个体发育的概述和 Kawa 模式。所提供的参考框架有：以客户为中心的参考框架、认知 – 行为参考框架、心理动力学参考框架、生物力学参考框架，以及运动控制和认知 – 本体感觉功能的方法。

本书中我们使用术语"实践模式"（通常称为模式）来特指与实践相关的作业治疗框架。但我们没有纳入理论框架、哲学框架或特定的参考框架，因为这些框架用于指导特定领域的实践。

以实践为起点：适用于作业治疗实践的模式

在本书中，我们采纳了这样一个观点：实践需要不同的认知方式。我们不是从理论先于实践和理论应用于实践的角度出发，而是以实践为起点，思考理论如何为实践服务。强调"服务"和"应用"之间的区别，可以让我们理解西方社会认为理所当然的假设，即理论知识比实践智慧具有更高的内在价值。由于本书与实践相关，旨在为实践者提供有用的资源，我们应将注意力集中于实践和如何应用理论来实践。正如 Kielhofner（1995）所说："理论永远不会预先告诉治疗师，在什么样的背景下应该给患者进行怎样的治疗。但是，如果治疗师理解理论，他们在理论指导下就能明白当时应该做什么。实践需要治疗师想象人们应该如何找到摆脱功能障碍状态的方法，让人们重获美好的生活。这种支持治疗想象的理论并不能提供一个简单的计划或处方。重要的是它必须提高和强化治疗师的思维质量"（P.1）。

由于本书的目的是提供资源来帮助作业治疗师，因此仅包括特定于作业治疗的概念框架。如前所述，这通常被称为概念性的实践模式，因为它们的目的是提出一个能够指导实践的思想体系。因此，它们的发展是为了将理论和实践相互联系在一起。

作业治疗可以看作一种实践，其中实践模式的发展一直很重要。作业治疗理论和实践的性质可能以两种方式促进了实践模式的扩散。首先，作业治疗注重的是作业参与和日常生活参与。因此，作业治疗的实践可以像"常识"一样从专业之外出现，因为它以日常行为为中心。作业治疗实践还可以被描述为"非凡的常识"，因为作业治疗师能从日常工作的各个方面，提供独特的方式去处理问题。

他们利用这种独特的视角，使有作业表现参与障碍的人能充分参与日常生活活动和社会活动。然而，这种不寻常的意义需要向其他人清楚地表达出来，因为人们有时只能看到与做普通事情有关的结果。明确作业治疗的独特视角有助于人们看到作业治疗对人们生活所贡献的价值，并认识到它不仅仅包括常识。如果没有这种明确性，作业治疗的价值可能会被忽视，因为从事作业活动、参与社会被认为是理所当然的，因此在中断这些行为之前往往关注不到。作业治疗实践模式是一种能使其独特性公开和明确的方式。

作业治疗实践模式能够变得广泛应用的第二个原因是，它的基础是实用主义，这是一门哲学学科。实用主义强调理论与实践之间的联系（Encarta, 2009），也就是思想和行为之间的联系。这种联系似乎存在于作业治疗的两个层次上。第一，作业治疗师既关心人们在做什么，也关心他们如何看待这些行为。这种关注常常通过有意义的作业的概念来表达。也就是说，作业治疗师关注人们所做事物的想法，以及他们做什么、如何做。第二，思维和行为之间的联系在作业治疗中很明显，这就是作业治疗师的工作方式。Mattingly 和 Fleming（1994）强调了行为中的思考是作业治疗师推理的核心。因此，理论和实践之间的区别往往与作业治疗师工作的方式并不相关。虽然人们普遍认为，他们需要拥有坚实的知识基础来建立他们的实践，但作业治疗师能很快将他们的知识（无论是预先在记忆中储存的关于客户及特殊情况的一般知识或具体知识）转化为行为。他们也会通过行为获得新的知识。实践模式的目的是帮助治疗师提供一个概念性框架，思考、规划和解释行为（包括他们自己和客户的行为）。虽然其他层次的理论可能旨在解决理念等问题，但实践模式的目的是将理论和实践联系在一起。

实践模式服务于实践的方式

实践模式旨在通过提供决策依据来指导实践。它们专门针对作业治疗，并概括了作业治疗的价值观和理念。因为作业是作业治疗的核心，所以它们都以中心化的方式来处理作业。实践模式以多种方式为实践服务。

第一，实践模式明确了该专业对人类和作业的假设。在解释相关概念和它们之间的关系时，每个模式都明确了它所依据的假设。要想采用适用于作业治疗的模式，就必须以专业的设想为基础。虽然作业治疗师最初要花时间和精力去理解一种特定的模式，但是一旦他们熟悉了这种模式，这种模式的结构就能用来指导实践。也就是说，支持这种模式的假设会内化，因此每次使用它的人无须一直去参考它。实践模式的本质是为指导专业推理提供一条"捷径"。通过正确地使用该模式，专业人士可以相信他们所忠实的行业假设。

第二，实践模式有助于定义实践范围。它们对作业治疗所关注的领域进行了假设。它们塑造了专业人士"看待"自己的实践的方式，并提供了判断是否属于实践范围的方法。它们为作业治疗师提供了一个焦点，并确定在评估和干预措施计划中应包括哪些因素和信息参数。一些模式通过制订专有的评估标准来提供具体指导。实践模式还引导作业治疗师特别关注那些他们执业范围内的事情，并了解其他专业人士或服务者介入的最好时机。

第三，实践模式可以增强专业性和责任感。职业资格的基本要求由 3 个标准构成：①独立的知识和专业知识体系，拥有大学学位是最低教育标准；②由国家（政府）承认的专业地位；③通过伦理道德准则指导的伦理决策进行自我管理（自主性）（Williams，2005）。在明确作为职业资格所依据的专业理论假设时，实践模式有助于这一独立知识体系的阐述。

Higgs 等（2001）强调了专业问责制的重要性，以及批判性地审查作业治疗师的专业知识基础并将其公之于众的重要性。实践模式是一种专门明确其知识基础的方式，并有助于对该知识基础进行批判性审查。我们在本书中采用历史回顾的方法，通过讨论该模式发展的原因，以及该模式旨在填补的专业术语或专业重点中的任何可感知的差距，来强调了模式的这一功能。

第四，实践模式有助于作业治疗师系统、全面地收集信息。一般来说，这些模式存在的目的就是指导治疗师对患者形成整体的理解。每个模式都旨在建立一个整体的理论框架（正如作者在研发和修订这种模式时所看见的），这个框架能协助治疗师避免被人为因素导致的固有问题所影响。例如，众所周知，临床 / 专业推理受到许多因素的影响，包括获取信息的顺序。人们已经意识到他们更倾向于支持自己所提出的假设，并过分强调支持某一假设的信息，而忽视了不支持或反驳该假设的信息。通过使用实践模式，可以指导治疗师克服根据不全面（或有"盲点"）的常规和习惯收集信息的倾向，并在收集信息的来源和类型方面更加系统化。实践模式还可以帮助他们找到知识上的差距，并积极寻找未知的信息，而不被已获知的信息过度影响。

最后，实践模式提供了理想的操作指导。如前所述，实践模式是全面而整体的。实践模式也旨在指导特定实践（和组织）背景之外的实践。因为实践模式是不可能处于特定的情境中的，所以它们有助于作业治疗师制订出更"理想"的解决方案。但治疗师不可能考虑到每个个体所处的具体环境，因此，考虑到种种因素的限制，如时间、资源、患者角色的期望和治疗师的技术，作业治疗师需要进行专业的推理，以确定在特定的实践环境中可以做什么。

结论

专业人士利用复杂而广泛的基础知识为其实践提供支持。因为他们具备在实践中思考和行为的能力，他们的知识基础涵盖了支持专业实践各个方面的不同类型的知识。其中有两种类型的知识，分别是理论知识和实践知识。专业人士还需要运用他们对自己的了解以及自身的技能和能力。

作业治疗中有一系列不同的专业术语对理论进行分类。这些术语的使用取决于作者对不同层次的理论进行分类的方式。本章回顾了用来指代理论的术语及其与实践关系的一些主要方式。在本书中，我们主要关注那些旨在指导实践的理论层次。我们把这一层次的理论称为实践模式。实践模式旨在指导作业治疗师将该专业对作业及其与日常生活的关系的独特理解付诸行动。

为了将作业治疗付诸行动，不仅需要专业知识的独特视角，还需要了解该行为所处的背景以及识别和选择一系列潜在行为的能力。在本章中，我们强调了作业治疗师在特定环境下与特定人群一起工作。我们还强调，虽然实践模式的目的是指导实践，但作业治疗师需要在实践中使用他们的专业推理技能来做出决策。正如 Kielhofner（1995）所说："理论永远不会预先告诉治疗师在治疗背景下应该给患者进行怎样的治疗"（P.1）。实践模式提供了一个推理的框架，但作业治疗师也需要拥有对行为进行解释和决策的能力。

在第二章中，我们提出了一个特定情境的专业推理模式。作业治疗师和客户都处于特定的情境中。对于作业治疗师来说，这些情境塑造了他们的角色和目的，包括他们工作的社会、政治和组织环境，他们也作为专业实践群体的成员而存在。实践模式是整个团队的产物，帮助作业治疗师确定他们在特定组织和特定客户中作为作业治疗师的角色。因为实践模式是基于该专业的哲学观点，所以与专业推理相结合可以指导从业者决定如何在特定情境下成为一名作业治疗师，并将思维与行动结合起来。

参考文献

Aristotle, 1975. The Nicomachean ethics, Books I–X, (D. Ross, Trans.). Oxford University Press, London (Original work published 1925).

Carr, W., 1995. For education: Towards critical educational inquiry. The Open University, Buckingham, UK.

Cole, M.B., Tufano, R., 2008. Applied theories in occupational therapy: A practical approach. Slack, Thorofare, NJ.

Crepeau, E.B., Boyt Schell, B.A., Cohn, E., 2009. Theory and practice in occupational therapy. In: Crepeau, E.B., Cohn, E.S., Boyt Schell, B.A. (Eds.), Willard & Spackman's occupational therapy, eleventh ed. Lippincott Williams & Wilkins, Baltimore, MD, pp. 428–434.

Duncan, E.A.S., 2006. An introduction to conceptual models of practice and frames of reference. In: Duncan, E.A.S. (Ed.), Foundations for practice in occupational therapy, fourth ed. Churchill Livingstone, Edinburgh, pp. 59–66.

Encarta, 2009. Pragmatism. http://encarta. msn.com/encyclopedia (accessed 18.08.09).

Higgs, J., Titchen, A., Neville, V., 2001. Professional practice and knowledge. In: Higgs, J., Titchen, A. (Eds.), Practice knowledge and expertise in the health professions. Butterworth Heinemann, Oxford, pp. 3–9.

Kessels, J.P.A.M., Korthagen, F.A.J., 1996. The relationship between theory and practice: Back to the classics. Educ. Researcher 25 (3), 17–22.

Kielhofner, G., 1995. A model of human occupation: Theory and application, second ed. Williams & Wilkins, Baltimore, MA.

Kielhofner, G., 1997. Conceptual foundations of occupational therapy, second ed. F.A. Davis, Philadelphia, PA.

Kielhofner, G., 2009. Conceptual foundations of occupational therapy, fourth ed. F.A. Davis, Philadelphia, PA.

Mattingly, C., Fleming, M.H., 1994. Clinical reasoning: forms of inquiry in a therapeutic practice. F.A. Davis, Philadelphia, PA.

Melton, J., Forsyth, K., Freeth, D., 2009. Using theory in practice. In: Duncan, E.A.S. (Ed.), Skills for practice in occupational therapy. Churchill Livingstone, Edinburgh, pp. 9–23.

Mosey, A.C., 1992. Applied scientific inquiry in the health professions: An epistemological orientation. American Occupational Therapy Association, Rockville, MD.

Polanyi, M., 1958. Personal knowledge: Towards a post–critical philosophy. Routledge & Kegan Paul, London.

Reel, K., Feaver, S., 2006. Models –terminology and usefulness. In: Davis, S. (Ed.), Rehabilitation: the use of theories and models in practice. Churchill Livingstone, Edinburgh, pp. 49–62.

Rolfe, G., 1998. The theory–practice gap in nursing: from research–based practice to practitioner–based research. J. Adv. Nurs. 28 (3), 672–679.

Rothstein, J.M., 2004. The difference between knowing and applying. Phys. Ther. 84 (4), 310–311.

Ryle, G., 1949. The concept of mind. Penguin Books, Harmondsworth, UK.

Sackett, D.L., 2000. Evidence based medicine: How to practice and teach EBM. Churchill Livingstone, Edinburgh.

Turpin, M., Higgs, J., 2010. Clinical reasoning and EBP. In: Hoffman, T., Bennett, S., Bennett, J., Del Mar, C. (Eds.), Evidence–based practice across the health professions. Churchill Livingstone, Melbourne, VIC, pp. 300–317.

Williams, L., 2005. In search of profession: a sociology of allied health. In: Germov, J. (Ed.), Second opinion: an introduction to health sociology. Oxford University Press, Melbourne, VIC.

作业治疗经典模式及实践应用

第二章　结合情境的专业推理

章节目录

专业实践的本质 ·································· 26

实践社群 ·································· 29

作业治疗的专业推理 ·································· 30

艺术、科学和行为 ·································· 32

特定情境下的专业推理模式 ·································· 34

前景特征 ·································· 38

背景特征 ·································· 39

作业治疗的推理和行为 ·································· 40

作业治疗专业推理与实践模式 ·································· 41

总结 ·································· 42

参考文献 ·································· 43

第一章探讨了专业人士做出合理行为之前需要结合的不同类型的知识。这些知识包括：①广义的命题性知识，通常是通过研究（认识论）产生的；②实践经验或专业行业知识，即与具体环境有关的知识，并与专业"专有知识"有关；③个人知识，是指专业人士对自己作为个体的认知。Sackett（2000）对循证医学的定义强调，在做出专业决策时，需要结合不同类型的知识，这些知识可以来自研究、专业知识、具体的客户价值观以及人们更普遍关注的知识。

我们认为，当结合所有这些不同类型的知识来为处于特定情境中的患者做出决策（并考虑他们的特定情况）时，实践模式可以提供有用的框架来组织这些不同的信息。正如在第一章中讨论的，作业治疗理论嵌在实践模式中。因此，使用实践模式来整合信息有助于作业治疗师寻找和解释与作业关注领域相关的信息。

做出专业决策的过程受环境的影响。作业治疗师寻求的可作为作业决策基础的特殊信息不仅受到该作业关注领域的影响，还受到作业治疗师工作所在的组织、社会政治和文化背景的影响。在本章中，我们参考了有关作业循证的文献，让我们可以更好地理解作业治疗师在环境的指导下做出作业决策的过程。我们认为，专业实践是一项复杂的工作，它需要努力进行判断和批判性循证，同时具有伦理和实践维度，需要有逻辑地运用"事实"和广义理论原则，并应用于各种实践群体的背景下（同时具有专业性和组织性）。

　　首先，我们从专业实践在西方社会中的角色和期望，以及对专业循证和判断的影响等方面深入探讨了专业实践的本质。其次，我们着眼于作业治疗的实践过程，并描述了作业治疗师的作业循证是如何进行的。然后，我们提出了一个结合情境的专业推理模型。最后，我们讨论了作业治疗实践模式对专业推理方面的贡献及作用。

专业实践的本质

　　作业治疗是一种重要的社会职业。因此，我们开始对作业治疗实践进行研究时，首先需要从专业实践的本质问题开始：成为专业人士意味着什么？

　　根据 Coles（2002）的观点，社会要求某些人员成为专业人士，以承担某些别人不能或不愿做的任务和履行某些角色的义务（P.3）。这个定义将专业性与社会角色联系在一起。Blair（1998）将社会角色定义为：引导个人按照其社会角色所期望的行为行事。例如，社会对医疗人员的期望是具备改变个体疾患的专业知识和相关能力（P.45）。Blair 提到的社会角色是指在职业地位的基础上所赋予的权利和义务。

　　像作业治疗师这样的专业人士在社会等级中有特殊的地位，因为他们被期望去执行其他人不被期望执行的任务，他们拥有其他人没有的某些权利和义务。这些权利包括更高水平的经济报酬和更大的自主权，为此他们被社会期望具有更高水平的专业知识（义务）。这种专业知识涉及技能和理论知识。在特定的职业中，经常被认为特定的技能是专属于该职业的，每个职业都必须证明其具有广泛的和特定的知识基础，而这些是社会上的其他人通常不具备的。

　　职业也有一定程度的自主权，因为职业不需要详细说明它们所做的每一件事以及这些行为背后的原因。这在一定程度上是由于它们的循证是基于广泛而特定的知识基础。那么随之而来的是，只有拥有相同知识基础的人才能完全理解该职业的要求以及什么人适合于某种特定职业。因此，专业人士应该进行自我监管（Coles, 2002）。

　　Fish 和 Coles（1998）在以下陈述中很好地总结了职业在社会中的地位。

　　社会期望专业人士是值得信赖的，相应地，专业人士也期望得到公众对他们的信任。专业人士会准备好接受长期的教育，对许多人来说，这种为了获得更高专业资格的教育特别漫长；并准备把相当多的时间和精力投入工作中。 这不

作业治疗经典模式及实践应用

是为了消磨时间，也不是为了钱。他们做的甚至比被要求的更多。这一切都是因为他们觉得这样做是对的。因为他们是专业人士，与社会上的其他人有些不同，他们扮演了专业的角色。作为对他们个人投入的回报，社会给予了他们职业地位，即高于平均水平的收入。因为这个社会期望有很高的道德标准，当然还有保密性。所以双方达成的默契是：如果专业人士值得信任，社会就会信任他们。（P.4）

职业证明其可信赖性的方式之一是制定道德准则。这些是对该特定职业的成员预期行为类型的陈述。专业人士通常可以接触到特许保密的和敏感的信息，并且他们需要向社会保证会妥善处理这些信息。在服务行业的背景下，这种敏感信息通常与客户有关。例如，客户通常需要透露个人信息给专业人士，并且可能不得不参与某些活动（比如让一个他们不太了解的人帮他们上厕所或洗澡），这需要更多的身体接触。因此，服务行业的专业人士的道德准则详细规定了专业人士可以从事与不能从事之间关系的本质，如何维护和保护接受服务的人的权利，以及如何处理与这些人有关的信息。因此，道德准则通常包含：尊重被服务者及其隐私、维持有适当界限的关系、承认职业关系中内在的权力不平衡，以及提供适合的和有效的服务。

道德准则的目的与职业所拥有的自主权和所期望的自我监管有关。虽然道德准则对于概述社会对专业人士行为的期望是必要的，但它们只是为自我监管提供基础。一个专业的声誉取决于专业人士个人对这些准则所述行为的遵守程度，以及监管机构对专业标准的支持程度。

专业实践的另一个显著特征是期望专业人士能够在所有特定情况下做出判断来确定最佳行为方案。当专业人士被要求处理复杂的情况和问题时，社会期望他们可以辨别什么时候应该使用哪些程序（以及什么时候不该使用这些程序）。通常，高水平的判断能力是区分专业人士和普通技术人员的标准，技术人员可能有较高水平的技术专长，但没有做出这种判断所需的知识基础。对于专业实践来说，尽管执行特定程序所需的技术是必要的，但是仅仅拥有这些技能是不够的。专业人士应该利用他们丰富的知识，并在不同的环境中应用这些知识来解决在特定情况下出现的问题。

专业判断的主要目的是对行为方案做出决策。社会期望专业人士能够就行为做出决策。Carr（1995）强调专业行为不是绝对意义上"正确"的（做一件正确的事），而是当它是一种"合理的行为，可以在辩论中进行论证，并根据特定的情况认为其在道德上是合适的"（P.71 原文斜体部分）。Higgs 等（2001）将专业实践称为需要"深思熟虑的行为"（P.5），专业人士需要能够采取行动来缓解或解决被服务者遇到的问题。因此，使用专业判断的目的是确定合情合理和深思熟虑的行为。

专业人士应该用他们专业的知识作为判断的基础。拥有独特的知识基础是职业概念的核心。正如 Higgs et al.（2001）所述：

一个"专业"是一个职业群体，它能够拥有自己独特的知识体系，其成员能够自主地和有责任心地胜任专业实践，并且会对职业知识库的发展做出贡献。在卫生职业作为一个专业出现的过程中，人们寻求从研究和学术中获得的命题知识，为专业的知识基础及其实践理论提供基础，并确立该专业的地位和信誉。（P.4）

传统上，对某些行为做出专业判断的能力被概念化为应用理论的过程，因为专业人士被期望拥有广泛的理论知识。然而，这一假设受到了质疑。Mattingly 和 Fleming（1994）在提到作业治疗师时说：

虽然作业治疗师有时说临床推理是理论应用于实践的过程，但这是一个具有迷惑性的陈述。一定的理论基础对于专业实践是必要的，但并不能保证这种实践的发展。没有理论的基础固然是不行的，但仅凭这一点并不会产生良好的临床干预，因为理论循证不同于应用循证。（P.9）

如果如 Mattingly 和 Fleming（1994）所论述的那样，理论对于专业实践是必要的，但是不足以保证专业实践，那么专业人士可能需要一系列不同类型的知识和技能来支持他们的实践。由于专业人士既需要做出判断，又需要采取理性的行为，因此他们需要信息来支持他们获得对整体情况的专业理解，也需要信息来为行为的判断提供基础。

在第一章中，我们讨论了专业人士使用的 3 种不同类型的知识，它们被分为命题性知识和非命题性知识。

这 3 种类型的知识是专业人士和理性的专业实践所必需的，通过理解命题性知识所传达的一般原则，专业人士可以从一个更全面的角度来理解事物是如何构成和运行的（例如使用解剖学、生理学、心理学、社会学等知识基础），了解特定干预措施的一般有效性（使用随机对照试验等系统研究产生的"证据"），以及支持该专业所属的特定专业的理论产生的观点。

此外，他们也需要非命题性知识。具体的专业工作知识可以帮助他们判断在特定情况下需要采取什么行为，以及知道如何执行该行为。个人知识可用于专业行为的人际关系方面，因为倾听、与被服务者沟通和发展专业关系的能力也被公认为是专业实践的一个重要组成部分（Price，2009）。

总之，成为一名专业人士意味着履行一种社会角色。这伴随着社会期望和社会特权。这种期望包括合乎道德的行为，以及对行为做出合理和深思熟虑的判断的能力。这些专业的判断应该建立在独特而广泛的命题性知识基础之上。越来越多的人认识到，合理的判断也依赖于非命题性知识，如专业知识和个人知识。

实践社群

虽然专业实践处于期望其专业人士能够提供其他人无法提供服务的社会背景下，但也存在于特定的历史和社会背景下。Carr（1995）指出专业实践应该为：

在传统规则内实践，从业者只有服从这种传统的权威，才能获得实践知识和卓越的标准，而这些知识和标准正是评判他们自身实践能力的依据。（P.68–69）

专业人士被期望应在某一特定类型的实践中发展专业知识，但要如何做到呢？解决这个问题的传统方法是重点关注某一特定职业实践的知识和技能。从这个角度来看，教授学生和年轻治疗师学习专业知识和技能是发展专业知识合乎逻辑的途径。许多专业课程的结构要求学生证明他们已经掌握了支撑实践的基础知识，以及那些被认为是特定实践所必需的技能。此外，实践教育者也认识到了实践经验在发展专业知识中的重要性（Evenson, 2009）。因此，诸如世界作业治疗师联盟这样的组织概述了他们所认为的专业教育的最低标准，其中包括以实践为基础的学习的最低时限（Hocking and Ness, 2002）。专业技能是建立在实践经验以及知识和技能获取的基础上的。

社会文化方法的学习为解释专业知识的发展提供了一种有用的途径。这些方法从个人融入社会文化实践或活动（更具体地说是融入该社会的亚文化或社区）的角度来解释学习和专业知识的发展（Walker，2001，P.24）。Lave 和 Wenger（1991）使用了术语"实践社群"（P.29）来指代个人所属并在其中进行情境学习的群体。专业人士通过参与实践社群的文化实践来发展专业知识（在这种情况下专业也可以理解为作业治疗师工作的多学科团队）。文化实践包括特定群体内的常规行为。通常情况下，这些做法是被接受的甚至被看作例行公事，以至于团队本身可能都不会注意到。因此，这些实践通常被描述为隐性的或嵌入在实践中，因为它们可能通常不会被用文字表达或评论。

从这个角度来看，专业学习不仅仅是技能的获得，还包括个人参与实践社群的方式的转变。这个转变过程是相互的。正如 Walker（2001）所说："当个人被他们的社会和社群的实践同化时，他们既可能被经验改变，同时也可能改变社群的实践"（P.24）。

参与文化实践有助于专业人士身份和行为的转变。这种参与带来的实践转变也有助于该专业的成长和发展。在很多方面，本书中回顾的模式可被视为文化的产物（Iwama, 2007, P.185），回顾它们是如何随着时间的推移而变化的，这也表明了作业治疗作业发生的一种转变。正如 Walker 所指出的，文化实践是相互关联的，但"有自己的历史和轨迹，是其他实践的一部分，但又同时与其他实践息息相关"（P.24）。

职业关系对于学习文化实践很重要。Parboosingh（2002）提出，专业人士之间的互动和关系对通过参与实践社群而发生的学习是非常重要的。他说："从业者的经验表明，在工作场所与同行和导师互动可以提供最佳的学习环境，从而提高专业实践和专业判断"（P.230）。在作业治疗中，Unsworth（2001）也提出："见习治疗师可以从反思治疗过程和与专家同事讨论他们的治疗中获益"（P.163）。Coles（2002，P.7）解释说，这种学习也改变了实践，实现了"实践的批判性重建"，即发展和丰富实践传统，而不仅仅是复制当前的实践。

综上所述，实践专业知识或实践智慧是通过参与实践社群而建立起来的，提高了专业实践和专业判断能力。专业知识需要广泛的、相关的命题理论基础，以及进行专业判断的能力，以便在特定情况下就最佳行为方案做出决策。实践的智慧是高度因地制宜的。专业人士必须结合和评估不同类型的知识，以便做出实践决策。各种各样的术语被用来表示他们完成这一任务的过程。这些术语包括专业推理、临床推理、专业或临床判断，以及专业或临床决策。接下来我们将探讨作业治疗中的专业推理。

作业治疗的专业推理

Coles（2002）将专业实践定义为"在不确定的情况下代表他人行使自由决定权"（P4）。这一定义指出，专业人士需要做出影响其客户的判断，而这种判断往往是在不确定的情况下做出的。既往文献中详细论述过专业实践发生情况的不确定性（Coles，2002；Hunink et al.，2001）和对专业判断的需要（Higgs and Jones, 2008）。

作为专业人士，作业治疗师需要对他们的专业行为做出合理的决策。在本章的这一部分，我们将从历史的角度讨论作业治疗的专业推理，探讨作业治疗实践需要艺术、科学和行为的本质，并提出一个在作业治疗中结合特定情境进行推理的概念化的模式。

作业治疗经典模式及实践应用

作业治疗专业推理的历史回顾

在作业治疗中，对实践中的思维和判断过程的研究统一被称为临床推理。这个术语在医学中使用，作业治疗推理的早期概念在很大程度上受到该研究的影响。作业治疗中最初的临床推理研究是由 Joan Rogers 和她的同事在 20 世纪 80 年代早期进行的（Rogers, 1983; Rogers and Masagatani, 1982）。当时，临床推理一般是从人工智能的角度来理解的，其重点是获取和管理信息。因此，临床推理是一个涉及线索（信息）的获取和解释，以及假设（线索可能意味着什么及其对专业行为的影响）的提出和验证的过程。这种思维方式通常被称为逻辑演绎推理，因为它强调的是根据既定理论系统地收集、组合和解释信息的逻辑过程（即推理意义）。

由 AOTA 资助的 Cheryl Mattingly 和 Maureen Hayes Fleming 在 20 世纪 80 年代后期进行的研究主导了后来关于作业治疗中临床推理的思考。Mattingly 和 Fleming（1994）报道了他们对美国一家大型康复机构临床实践的观察结果。他们认为，推理可以分为 4 种不同类型：程序推理、互动推理、条件推理和叙述推理。这项工作很有影响力，不仅因为他们使用严谨的方法论得出的研究结果，还因为他们引入了作业治疗师可能有多种推理方式的观点。在他们的工作之前，作业治疗中的临床推理（与医学一样）只是作为一个假设－推理过程被概念化。相反，Mattingly 和 Fleming 指出，在作业治疗中，不同的思维模式可用于不同的目的，并对复杂的临床问题的特定特征做出反应。

Mattingly 和 Fleming（1994；也见于 Fleming，1991）观察到作业治疗师在 4 种类型中的前 3 种之间切换得如此之快，以至于他们似乎同时在使用前 3 种类型的思维模式，并使用"三轨思维"这一术语进行表述。第一，他们使用程序推理，这与治疗师专注于定义问题和考虑干预可能性的情况有关。他们考虑了可能用来纠正患者功能表现问题的程序。第二，当治疗师想要"与他人互动并更好地理解他人"时，就会使用一种互动推理模式（P.17）。当治疗师想要为特定的来访者进行个性化治疗的时候，这种模式显得尤为重要。形成"三轨思维"的第三种类型的推理是条件推理，这是"一种复杂的社会推理，用来帮助患者在艰难的过程中重建被伤害或疾病永久改变的生活"（P.17）。阅读他们关于这种推理的评论是很有趣的，因为它暗示了试图将语言付诸实践的问题，而大部分语言是融入实践中，而非用语言表达出来。他们写道："条件推理的概念可能是我们提出的多种思维模式理论中最难以捉摸的概念。然而，直觉告诉我们，相信许多经验丰富的治疗师都使用过第 3 种推理形式。这种推理方式超越了对个人和身体问题的具体关注，并将其置于更广泛的社会和时间背景中"（P.18）。除了这 3 种推理模式促成的三轨思维，这些作者还提出了最后一种推理形式，即叙述推理模式。在这种推理模式中，作业治疗师之间交换各自的故事，并让其他人参与讨论那些令人困惑的问题。他们认为，这种讲故事的方式也可以间接地扩大彼此的"实践知识储备"（P.18）。

1993 年，Schell 和 Cervero 发表了一篇关于当时临床推理文献的"系统综述"。由于许多术语已经被用来讨论临床推理的不同方面，这些方面可以主要归类为假设演绎，如诊断推理（Rogers, 1983）和程序推理（Mattingly, 1991; Mattingly and Fleming, 1994）；Schell 和 Cervero 将这些归类为"科学推理"。这个术语被其他作者采用，并经常在与作业治疗临床推理相关的后续出版物中使用。Schell 和 Cervero 借鉴了 Mattingly 和 Fleming 提出的作业治疗师使用多种推理模式的观点，提出了另一类推理，他们称之为"实用主义推理"。实用主义推理指的是作业治疗师在思考实际可以做什么的时候，考虑在实际情况下可用的实践资源、更广泛的组织和政治背景以及患者的愿望。他们还提到了伦理推理，其中作业治疗师关注的是应该做什么（Rogers,1983）。

在这些早期的研究之后，人们对临床推理的兴趣持续了数年，在 20 世纪 90 年代中期，许多期刊发表了临床推理的特别版本。Unsworth（2005）进行了一项研究，以测试所描述的各种推理类型的存在。她的结论是，作业治疗师似乎确实使用了程序性推理、互动性推理、条件性推理和应用性推理（最后一个更多地与实践环境的影响，而不是治疗师的个人哲学相关——这两个概念均在更早之前被 Schell and Cervero 提出过），作业治疗师似乎也使用将当前情况与更广泛的原则联系起来的过程。她把这个过程称为"归纳推理"，并提出它是其他每种推理类型的一个子类。归纳推理的例子包括对有特定医疗诊断的人，以及与提供服务有关的一般原则进行归纳（在该组织或服务环境中，或是更具体地与作业治疗干预有关）。

艺术、科学和行为

在讨论实践的复杂性时，Mattingly 和 Fleming（1994）观察到作业治疗是一种介于两种文化之间的职业，即生物医学文化和它自己的专业文化。正如他们所说："作业治疗实践最有趣的特点之一是它倾向于处理生物医学中的功能性问题（用特定的治疗技术治疗身体损伤），以及远远超出身体的问题，包括社会、文化和心理问题，这些问题或伤害对个人意义重大"（P.37）。在标记观察结果时，他们将作业治疗称为"双体实践"（P.37），作业治疗师需要同时处理身体和表象学两个主体。

正如在绪论中所讨论的，生物医学观点高度重视将科学方法作为产生知识的一种方式。它的特点是关注身体的生理方面，并将身体比喻成机器。

Mattingly 和 Fleming（1994）将其与现象学观点进行了对比，现象学关注的是疾病过程而不是身体损伤。这种经验维度通常被称为有生命的个体（指的是有生活经历的个体），它与主观经验的概念是一致的，主观经验是生物－心理－社会方法的一部分。

虽然不同的职业分别在不同程度上关注这两种观点，但 Mattingly 和 Fleming（1994）指出，作业治疗师是一种独特的卫生职业，因为他们同时关注这两种观点。同样，Blair 和 Robertson（2005）认为，作业治疗取决于医疗保健和社会保健之间的"专业断层线"（P.272），据此，他们将医疗保健与科学、生物医学方法和社会关怀的视角等同起来，更加关注人们的社会和个人福利。这种双重取向可能导致了作业治疗推理的复杂性。

在作业治疗中，这种需要双重注意的过程长期以来被称为艺术和科学。对作业治疗的一个普遍定义是"人类参与的艺术和科学……"（AOTA, 1972, P204）。Turpin（2007）强调了这两种观点的同等重要性，他说："当作业治疗师提出艺术和科学这对概念时，他们表达了自己对被其中任何一种观点所约束的道德上的不满。单看艺术似乎力度不够，无法量化，但科学似乎又太生硬，无法改变。艺术与科学的结合表现了作业治疗的复杂性；因为我们不是一个人，而是一个群体"（P.482）。Kielhofner（1997）在解释这种双重视角对临床推理的影响时说："管理科学认知和判断与艺术实践的交叉点是一项具有挑战性的工作。它要求作业治疗师在行动中平衡不同的认知和思考方式"（P.88）。

行为、观察和解释是作业治疗推理不可或缺的一部分，这也有助于理解其复杂性。Mattingly 和 Fleming（1994）观察到作业治疗师不只是推理然后行动，而是通过行为和观察进行推理。他们要求患者做一些特定的事情，以便观察他们（收集或解释信息），同时自己也参与行为，收集信息并帮助患者了解人们是如何进行日常工作的。这种理解将促使作业治疗师们采取进一步的行动，以收集更具体的信息，或测试患者对干预措施的判断或对情况的理解。

行为中的循证不是一个简单的试错过程，而是一个具体的、有针对性的过程。Mattingly 和 Fleming（1994）的结论是，作业治疗师将观察结果同他们预先存在的"基础知识储备"进行比较（P.322），以便做出解释和推论。正如他们所说："只有当观察结果可以用在先前知识的背景下时，才能够成为信息"（P.322）。

Unsworth（2005）称之为"归纳推理"的过程可能与将特定情况下的观察结果与现有知识联系在一起是相同的。Higgs 等（2001）列出的 3 种类型的知识——命题性知识、专业技能知识和个人知识——都可以对这种现有知识储备做出贡献。随着作业治疗师不断地获得经验，从这些经验中学习的新知识也扩充到这一知识储备中。这就解释了为什么与新手作业治疗师相比，经验丰富的作业治疗师可基于"更小的信息量"（Mattingly and Fleming，P.323）和更少（但更有针对性）的行为来形成他们的判断。经验丰富的作业治疗师拥有更广泛（可能也更有组织）的知识储备，可以在计划行动时从中汲取。

特定情境下的专业推理模式

虽然实践模式提供了广泛的框架来帮助作业治疗师概念化他们的工作，但需要专业推理来决定在特定的情况下，针对特定的患者应该做什么。为了在实践中支持模式的使用，在本节中，我们提出了结合特定情境的专业推理模式（MCPR），这是一个在情境中概念化作业治疗推理的模式。虽然还有其他的专业推理模式（Schell, 2009），但我们认为其他模式对特定情境没有给予足够的明确定义。例如，Schell（2009）在描述她的专业推理生态学模式时，与特定情境有关的唯一陈述是："治疗师和患者在实践社群中发挥作用，塑造治疗过程的性质、范围和轨迹"（P.324）。在本章中，我们讨论了实践共同体是如何影响实践的。然而，患者（个人或群体）和治疗师之间的接触发生在更广泛的组织、立法和政策以及文化的大背景中。特定情境下的专业推理模式应是高度情境化的。

正如本章到目前为止所讨论的，作业治疗师作为专业人士，担任着社会公认的角色。在这种角色中，他们必须在不确定的条件下做出复杂的专业判断。在作业治疗中，决策的复杂性既与对专业人士的整体要求有关，也与作业治疗师对生理和整体的同等思考有关。

作业治疗的专业实践也需要思考和行为。作业治疗实践是一个理性行为的过程，在这个过程中，从业者要求患者采取某种行为来观察和收集信息。他们使用他们既往的知识储备来解释这些信息，其中包括用于特定情境的信息和一般知识。这些信息是通过一系列不同的方式收集的（例如，正式和非正式的评估、与患者的面谈和讨论、获取其他专业人士的医疗信息和报告），正如 Mattingly 和 Fleming（1994 年）所指出的，作业治疗师似乎一直在观察。他们需要收集和综合各种信息，以使从业者能够对他们可能提供的服务做出判断。这种综合并不容易，因为从业者收集的信息可能相互冲突，难以解释和组合。

作业治疗推理与其他医疗专业人士的推理具有相同的特点。Turpin 和 Higgs（2010）指出，专业推理：①本质上是复杂的；②嵌入决策 - 行为循环；③受情境因素的影响；④需要协同决策；⑤随着专业知识的增加可以演化成多种推理方式。

Higgs 和 Jones（2008）还指出了临床推理的 3 个核心维度和 3 个互动 / 情境维度。核心维度是：①学科特定知识，包括命题性和非命题性知识；②认知，从业者将更客观的临床信息与现有的学科特定知识和个人知识进行比较，并根据患者的需求和偏好对其进行解释；③元认知，在讨论元认知时，他们认为从业者可以确定所获取信息的质量的局限性、不一致或意外的发现，元认知使从业者能够监控自己的推理和实践，寻找错误和可信度，并促使从业者认识到自己的知识或技能的不足，并采取补救行为（P.5）。由于认识到保健工作日益强调以客户为中心，客户积极参与其中，这将交互决策的其他方面、决策者与环境的相互作用以及任务或问题对推理的影响也纳入了考虑范围。

众所周知，当专业人士获得特定学科的知识时，他们在一个地方或实践领域工作的时间越长，越会发展出基于特定情境的知识储备。关于专业知识发展的工作概述了这一点（Benner，1984；Dreyfus and Dreyfus，1986），他们提出专业人士需要获取特定环境中的经验来发展专业知识。因此，当他们在不同的领域练习时，在前一个领域有专长的人会使用与经验较少的阶段相关的思维策略，直到他们在新领域有了经验。这表明特定情境的知识是专业知识的基础。

总的来说，关于专业推理的工作（更具体地说，是作业治疗师的工作）表明专业人士需要具有以下几种素质。

（1）掌握不同类型的知识，包括命题性和非命题性的学科特定知识及特定情境知识。随着他们不断获得实践经验和理论知识，也在不断地增加所有这些类型知识的能力。

（2）能够收集与患者及其独特的情况有关的信息。这可以通过一系列过程来实现，如正式和非正式评估、观察客户从事日常工作的情况（可以是一个人或一群人，例如从事日常工作的工人）、审查与客户有关的书面文件（如医疗记录、检查报告）、与其他专业人士（例如，正在或曾经与客户一起工作的其他专业人士）讨论情况、观察和解释行为的结果。

（3）能够使用认知过程将他们收集到的有关客户和客户所处情境的信息与他们的知识储备（命题性和非命题性的学科知识以及特定情境相关的知识）进行比较，并做出解释，确定他们可能需要的其他信息，以及计划和评估进一步的行为（和行为周期）。

（4）能够使用元认知过程来评估可用信息的质量和效用，并反思和评估他们自己的推理过程（并监测和纠正错误）和技能。

图 2.1 是我们的特定情境下专业推理（MCPR）模式的图解表示。在这个模式中，我们有意地将推理集中在职业和客户之间的互动上，以强调专业推理最终是与特定情境、特定的人有关。也就是说，它发生在特定的时间和地点，与特定的人有关，并处于特定的背景下。包括与一个人的直接接触或参考某一类的人群（例如，在为群体和亚群体准备资源时）。

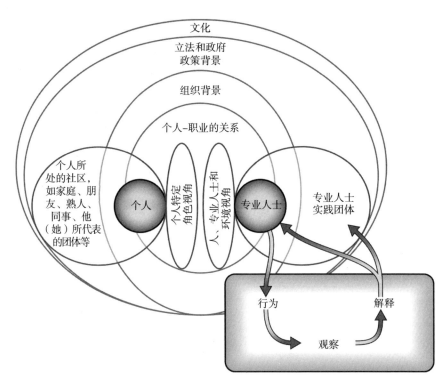

图 2.1　特定情境下专业推理模式

选择"人"这个词可能会招致批评，因为可能会误认为该模式只适用于单个客户的工作，但事实并非如此。我们选择了"人"这个词，而不是"客户"，是因为该模式区分了工作的焦点（通常与客户有关）和与特定的人（或图像）的互动。关于工作的重点，客户包括大的和小的个人群体或集体，也包括个人和正式实体。例如，作业治疗师等专业人士可能与客户及其家庭、个人群体或组织（如政府和非政府机构）和公司（如寻求提高其雇员的安全）等实体合作。在某些情况下，作业治疗师工作的目标群体是整个群体或亚群体（在这种情况下，这些群体通常不被称为客户）。例如，作业治疗师可能提倡或参与制定政策，为残疾人提供必要的资源，以促进残疾人的参与（他们处理的是人物形象问题，而不是特定的客户）。

无论工作的重点是什么，都需要专业人士与特定的人进行互动。这些人可能是客户本身，与客户有关系或有联系的人，或在正式组织（如机构或公司）中代表或负责他人的人。这种互动的最终目的是让专业人士直接参与行为或促进他人的行为。

无论作业治疗师的工作是直接与个人合作，还是与群体或更大的实体和集体合作，他们的目的都是对特定人群的健康和福祉产生积极影响，不管这些人是否可以被视为独立个体或只是被视为一个大集体、大群体或是人口的一部分。例如，作业治疗师可能对 Mary Smith 进行康复治疗，以减少损伤或改善她对环境的适应性，提高其对生活角色的参与。此外，作业治疗师还可能正在开展以人口为基础的健康促进运动，其目的是改善像 Mary Smith 这样的人的生活（即他们不能确定具体哪些人将从该项目中受益）。依据这些例子，我们将专业推理概念化为旨在影响特定的人。我们在模式中使用了术语"人"来表示这一点。

该模式内置的假设是，个人存在于与其他人的关系中（包括正式的和非正式的）。在这方面，特定情境的专业推理模式可被认为受社会文化的影响。人们生活在更广泛的社会和文化背景中。他们更多地受到与他们有直接关系的人、更大的群体、他们在辩论的或认为理所当然的观念（通常广义上被称为文化）以及他们生活的社会结构和组织方式的影响。

该模式提供了一些特定情境的图解，围绕专业人士和个人以及他们之间的相互影响来提供服务。为了简化对这一复杂情况的讨论，该图分为前景和背景两部分。在该图的前景中，他们都是专业人士和那些能为这次会面带来特定观点的人。借用 Schell（2009）的说法，他们在图表中被比喻为"镜头"。围绕每个参与者的是一个特定的社会环境，这将影响着参与者的视角。对所有人来说，这包括影响他们生活和观点的其他人。此外，周围的专业人士是专业的"实践社群"（Lave and Wenger,1991）。

在这种背景下的相遇，被不同的社会背景影响着。在图中，这两种关系表现为：①人与职业的关系，这一关系表示的概念是，人与人之间的关系不仅仅是构成人际关系的相互作用的总和；②组织背景，旨在表示遇见发生的特定实践环境；③围绕这次会面的相关立法和政府政策背景以及生活在其中的所有关键人物；④社会文化。

图 2.1 还包括一个带有箭头的蓝色框。该模式的这个组成部分明确了作业治

疗师使用的行为推理路线。下文对图表的每个方面进行了更详细的讨论。

前景特征

　　大多数实践场景中，作业治疗师在和个人／群体在提供特定（专项）服务的过程中会建立某种关系。专业人士和与他们共事的人（他们的治疗对象）都有着自己独特的视角。本书中，我们借用了 Schell（2009, P.324）关于个人和专业视角的概念，并添加了我们自己的概念，即个人和专业人士可能会履行（担任）的各种角色，以及专业人士对会面发生的具体情境的理解。因此，我们把这些视角称为"个人的、特定角色的"和"个人、专业、情境化"视角。前一种特定角色的视角可能是指客户、护理人员或政策开发人员等视角。后者指的是专业人士的观点，可能会受到以下因素的影响：①个人经历和世界观；②他们作为某一特定专业（例如作业治疗师）成员的身份和经历，以及他们如何将其专业群体的价值观和信仰内化；③他们对自己在特定实践环境中的特定角色的理解和经验，以及该实践环境的文化。

　　这些观点会受到每个人内在品质的影响。这种"个人视角"包括每个人的信仰、价值观、智力、所体现的感觉和能力，以及生活经历和生活状况（Schell, 2009，P.324）。此外，人们带来的观点是由他们在相遇中的角色塑造的。在许多作业治疗场景中，与客户的角色相关的人会带来与该角色相关的特殊期望。 例如，他们可能对专业人士的专业水平和协作程度有特殊的期望。作业治疗师也会带来与自己的行为和患者在特定的实践环境中的行为有关的期望。此外，专业人士的角色将由会面时的特定实践环境塑造。他们如何处理和感知具体情况将会被他们在该组织中做了什么以及如何做的知识所影响。

　　个人和专业人士都会受到各自社区的影响。对于接受服务的人（客户），他们将与与他们相关的人有一系列的经历和正式或非正式的关系。这些都将影响他们对会面的看法——他们的个人观点和与客户角色有关的期望——以及他们可能会在多大程度上遵循专业人士所提出的建议。这些关系还将影响客户可获得的个人和物质资源，并将影响可采取的行为（关于干预／提供服务选择的务实推理）。例如，一个家庭经济资源需要支持的人数将影响到是否能够提供具有经济成本的服务，以及有关家庭成员能够负担得起参加服务的频率（即服务成本、交通费用、休假时间等）。对生活在集体之家的残疾人的干预可能需要支持工作者的承诺来执行或监督所建议的内容。任何关于改变工作场所的建议都需要适合工作场所的文化（管理和工人）以及开展其核心业务所需的流程。

和客户一样，专业人士也被自己的社群所包围，这将影响他们的个人观点。此外，他们也是实践社群的一部分，如地方、国家和国际作业治疗师社群，这些社群影响着他们的专业观点。作为一种职业，作业治疗有自己独特的知识基础、价值观和观点，这些影响着每个专业人士与客户接触时的观点，也影响着他们寻求什么样的信息，如何收集信息，如何解释信息，以及可以提供什么样的干预和服务。

背景特征

到目前为止，我们已经讨论了图中的前景部分。

现在我们转向一个更广泛的、多层次的背景，在这种背景中，会面发生了。在该模式中，我们已经确定了围绕专业人士和患者之间任何接触的 4 个主要情境层次。

第一个情境层次是会面的人之间的关系。虽然每个人都将带着自己特定的视角来看待这一会面，但不同的人之间的关系也将影响此次会面的过程和结果。关系被指定为一个特殊的背景特征，因为人们发展的关系可以影响做出的决定。例如，作业治疗师与特定组织的客户一起工作。他可能之前已经与特定的客户建立了一种良好的关系，能够提出确切的建议，并且对这些被实施的建议有高度的信心。然而，如果一个人首次进入这个位置，因为他们有不同的关系，所以作业治疗师可能会做出不同的建议。

专业人士和客户之间关系的重要性是被公认的，因为会影响他们会面的结果（Price，2009）。这些个人与职业关系的例子包括：与客户及其他重要人物、与群体、与在管理或监督岗位负责一群工人或公司的管理实践的人、与长辈或特定的社群群体的领导人等。这些关系是作业治疗哲学的核心，因为作业治疗师的目标是与人们一起重返工作，而不是对他们做手法治疗。正是通过这些不同类型的关系，他们旨在影响个人、群体和社会的健康和福祉。

第二个情境层次与个人 – 专业互动发生的组织有关。我们称其为组织背景，因为大多数作业治疗工作都是在特定的实践背景下进行的。无论作业治疗师是获得报酬还是无偿从事这项工作，通常情况下，他们要么直接通过特定组织提供服务，要么与特定组织合作，这些都将影响其提供的服务和资源。术语中这种组织被定义为"为某种目的或工作而组织起来的一群人"（Macquarie Dictionary，1985，P.1202）。我们用这个广义的术语来表示一系列不同类型的组织，例如政府和非政府机构、公司、提供服务的组织、法人群体等。

将组织视为个人与该专业所面对的环境是很重要的（因此需要专业推理），因为组织内具有一种影响工作内容和工作方式的特殊文化。这种文化在潜意识和意识层面上塑造了作业治疗实践。也就是说，作业治疗师可能会发展出在特定环境下观察和做事的常规方式，或者他们可能会清楚地意识到实践环境对他们实践的限制和要求。组织是为一个特定的目的而建立的，人们期望为他们工作或与他们一起工作的人能够在实现这个目的方面发挥作用。这些期望将有助于塑造专业视角。同样地，客户和其他人会对该组织提供的服务或援助的类型和质量有特定的期望。这些期望构成了他们特定角色视角的一部分。

第三个情境层次与所处的社会环境有关。大型社会有正式的立法和政府程序来决定社会的规则。在议会民主制国家，法律由议会制定，并由法律程序（如法院）、监管机构和警察等组织强制执行。社会中也可能存在小群体，在这些小群体中，一些人担任公认的职位，并为该小群体提供领导和管理，例如土著群体的长老。专业人士及其工作对象都必须遵守社会法律，并将受到政府制定和（或）资助的政策（以及随后的服务和实践）的影响。

最后一层是社会文化，它影响着社会的各个层面。文化（和亚文化）信仰和习惯遍及人们的生活并影响着他们的行为。它也影响着专业人士和客户以及正在发展的组织（被允许的）的期望和社会习俗，以及法律和政策的制定。文化信仰和习惯通常是在潜意识的层面上保留和实施的，因为在这些文化背景下长大的人会内化许多价值观和信仰。它们会变成理所当然的臆断。通常，人们只有在面对不一致的情况时，才会产生不同的价值观和信仰。这可能是因为特定的事件或环境，从一种文化转移到另一种文化，或当亚文化价值观与主导文化或其他亚文化的价值观不一致时而发生的情况。

作业治疗的推理和行为

图 2.1 中除了围绕个人和专业的多重层次，还包括了作业治疗推理的具体特征。这在图 2.1 中右下角的一个附加框中有所显示。这个附加框是根据 Mattingly 和 Fleming（1994）的观察和作业治疗临床推理的解释得出的。他们强调，实践是作业治疗师临床推理的一个组成部分，并将其与职业的根源——实用主义的哲学视角联系起来（参见 John Dewey, William James 和 Charles Sanders-Pierce 的著作）。其他作者也注意到了这一传统的影响（Ikiugu, 2007）。

Mattingly 和 Fleming（1994）指出，作业治疗师经常通过实践来推理——包括他们自己的实践和他人的实践。研究参与者（作业治疗师）会要求客户做一些事情，这样他们就可以精确地观察客户是如何执行这些任务的。他们自己也会采取行动（例如进行正式评估），以便观察结果，并根据他们对这些观察的解释做出判断。与 Higgs 及其同事的工作一致，Mattingly 和 Fleming 发现，作业治疗师通过将观察结果与知识储备（包括理论和实践）进行比较来解释结果。这一解释过程使他们能够对临床情况做出判断，并计划进一步的行为。从这些实践、观察和解释过程中获得的经验被添加到专业人士的知识储备中，并成为解释进一步实践过程信息的一部分。

从这些实践过程中获得的认识不仅充实了一个从业者的知识储备，还可以用于改变实践。Walker（2001）强调，实践社群既影响其成员，也会被其成员影响。这种影响有一定的意义，因为作业治疗师发表了他们的研究成果供其他人阅读，但它也可能影响地方实践。在我们提到医生时，Parboosingh（2002）声称这些专业人士在同一领域工作时"自然形成了 COP（实践社群）"，该社群的成员"对基于证据的知识的共享做出了贡献，这些知识来自同行评议的文献，以及从实践经验中获得的隐性知识和实践智慧"（P.231）。作业治疗师也是如此。他们花时间（正式的和非正式的）分享他们的知识和经验，并参与共同解决问题。Mattingly和 Fleming（1994）指出，这些过程间接地扩大了他们的知识储备。

作业治疗专业推理与实践模式

特定情境的专业推理模式突出了影响专业推理因素的复杂性。这些因素可能与专业人士的个人素质和经验、专业人士对自己职业角色的期望、专业所属学科的角度、客户的个人方面以及他们在会面中对专业人士角色的期望、客户与专业人士会面的性质，以及客户与专业人士接触所处的组织、立法和政府政策、文化背景（所有这些都形成了对专业人士角色的期望）等方面有关。所有这些因素相互作用，为每一位客户和专业人士的会面创造了特定的情境。

该模式的一个重要方面是专业化的实践社群（可以是特定学科或多学科的，例如多学科或跨学科的团队）。专业人士通过专业社会化和获得每个专业特有的特定知识库来发展他们对其特定专业学科的理解。专业人士通过接触和认同他们所在的实践社群来维护他们的专业身份。他们可以直接通过与社群的其他成员进行互动实践（例如，通过研讨会和特殊兴趣小组，或与同事交流）或间接通过阅读社群成员的出版物来与之互动和认同社群（例如，通过与其他专业的成员合用，并将自己定义为作业治疗师，与其他专业不同是由于作业治疗独特的专业价值和观点）。

虽然专业人士也属于其他实践社群，如共同为某一特定亚群体或群体提供服务的多学科团队，但他们所属的专业群体的价值观和观点往往以各种方式塑造他们对专业的理解，可能他们没有意识到这一点，因为它代表了他们专业群体的"不容置疑的规范"（Trede and Higgs, 2008，P.32）。除非他们能够公开这些假设，否则这些规范很难被检验和批判。如果不进行这种审查，就无法确定这种规范的价值（不论是积极的还是消极的）。

作业治疗实践社群的共同愿景可以通过其实践的概念模式来实现。本书中讨论的每一个实践模式都提出了一种特殊的方式来组织和描述作业治疗的理论假设和价值观（共同的愿景），以指导实践。在这方面，它们都有相同的观点和价值观，将作业治疗视为一种职业，并将其与其他职业区分开来。因此，这些模式的共性体现了作业治疗的核心观点。然而，每个模式也在不同程度上强调了共同愿景的不同方面。这种变化可能与一些模式最初开发的不同实践环境、开发国家或与其国家有关的社会文化差异、作业治疗发展或修订的历史时期，以及作者选择展示或强调的特定哲学观点等方面有关。

Tred 和 Higgs（2008）指出，模式可以被认为是帮助从业者理解他们实践的心理图示（P.32）。这就是我们在本书中构思它们的方式。通过对不同实践模式的详细探讨，我们希望为读者提供一种资源，帮助他们对比不同的作业治疗模式并选择出支持他们在特定历史时期、特定背景下需要做的专业推理的模式。我们也希望这本作业治疗实践模式的简明介绍有助于读者提炼作业治疗哲学的精髓。

接下来的章节提出了 9 种作业治疗的实践概念模式。它们都是通过提供一种系统的方式来组织许多作业治疗的核心概念来指导实践的。使用概念模式指导实践的优点是，它们提供了一个系统和全面的方法来概念化实践。它们通常与其他框架结合使用，这些框架主要提供有关特定实践领域的干预措施和技术的详细信息。正如在第一章中所讨论的，它们被称为参考框架，其包含的信息通常不只特定于作业治疗方面。然而，实践的概念模式是专门针对作业治疗的，其中包含了作业治疗的核心概念。在每种模式中，都描述了其核心概念和历史概述，并提供了记忆辅助工具，以便于在实践中使用。此外，本书还提供了每种模式的主要参考资料，旨在概述一些重要的作业治疗实践概念模式，促进读者对他们认为与自己的实践最相关的模式有更深入的了解。

总结

在本章中，我们讨论了专业实践的本质。我们将职业描述为社会认可的群体，并赋予其义务和权利。专业人士享有自主权，通常有更高的水平或薪酬，同时被期望拥有独特的知识基础、道德准则和自我监管。个人所属的专业作为一个实践社群运作，在这个社群中，个人被一个更大的专业群体所包围，这个群体塑造了他们对专业文化的学习，同时也被他们所塑造。

人们期望专业人士在社会中扮演特定的角色。专业人士通常在不确定的条件下工作，需要从事专业推理，以判断在特定情况下应该采取什么行为。作业治疗师重视艺术和科学，因为他们了解客户的需求，以及客户对他们所能提供的干预或服务的期望。当他们决定在自己的职业角色中做什么时，证明其对艺术和科学这两方面都给予了同等的重视。

行为是作业治疗实践的核心，也是作业治疗师决策的主要组成部分。也就是说，他们经常在行为中思考并经历着各种行为。这种行为总是发生在特定的环境中并由这些决策和行为所塑造。因此，作业治疗的推理和决策总是基于情境。

在本章中，我们提出了一个模式来理解作业治疗专业推理的情境特异性。特定情境下的专业推理模式旨在帮助作业治疗师考虑影响他们推理的情境特征。这个模式将作业治疗的专业推理概念化为：

（1）涉及与一个人（无论是个人、群体或组织客户的代表、利益相关者或相关人士，如家庭成员）的某种形式的互动；

（2）由各方经历的不同视角和围绕每个人的具体情境所塑造；

（3）在个人专业关系、组织背景、立法和政府政策背景以及文化背景下发生；

（4）包括行为、观察和解释的循环。

实践模式是作业治疗实践社群塑造实践的方式之一。这些模式是专门用于指导实践的理论层次。在接下来的章节中，我们提出了9种作业治疗实践概念模式。对于每一种模式，我们将介绍其最新形式的主要概念，讨论其历史发展，列出主要出版物的清单（这些不是详尽的，而是为希望更详细地研究模式的读者提供一个起点），并提供一个记忆辅助工具来帮助作业治疗师在实践中应用该模式。

参考文献

AOTA, 1972. Occupational therapy: Its definition and function. Am. J. Occup. Ther. 26, 204.

Benner, P., 1984. From novice to expert: Excellence and power in clinical nursing practice. Addison–Wesley, Reading, MA.

Blair, S.E.E., 1998. Role. In: Jones, D., Blair, S.E.E., Hartery, T., Jones, R.K. (Eds.), Sociology and occupational therapy: An integrated approach. Churchill Livingstone, Edinburgh, pp. 41–53.

Blair, S.E.E., Robertson, L., 2005. Hard complexities – soft complexities: An exploration of philosophical positions related to evidence in occupational therapy. Br. J. Occup. Ther. 68 (6), 269–276.

Carr, W., 1995. For education: Towards critical educational inquiry. The Open University, Buckingham, UK.

Coles, C., 2002. Developing professional judgement. J. Contin. Educ. Health Prof. 22, 3–10.

Dreyfus, H., Dreyfus, S., 1986. Mind over machine: the power of human intuition and expertise in the era of the computer. The Free Press, New York.

Evenson, M., 2009. Fieldwork: The transition from student to professional. In: Crepeau, E.B., Cohn, E.S., Boyt Schell, B.A. (Eds.), Willard & Spackman's occupational therapy, eleventh ed. Lippincott Williams & Wilkins, Baltimore, MD, pp. 252–261.

Fish, D., Coles, C., 1998. Developing professional judgement in health care: Learning through the critical appreciation of practice. Butterworth Heinemann, Oxford.

Fleming, M.H., 1991. The therapist with the three–track mind. Am. J. Occup. Ther. 45, 1007–1014.

Higgs, J., Jones, M., 2008. Clinical decision making and multiple problem spaces. In: Higgs, J., Jones, M., Loftus, S., Christensen, N. (Eds.), Clinical reasoning in the health professions. Butterworth Heinemann, Philadephia, PA, pp. 3–17.

Higgs, J., Titchen, A., Neville, V., 2001. Professional practice and knowledge. In: Higgs, J., Titchen, A. (Eds.), Practice knowledge and expertise in the health professions. Butterworth Heinemann, Oxford, pp. 3–9.

Hocking, C., Ness, N.E., 2002. Minimum standards for the education of occupational therapists. World Federation of Occupational Therapists, Forrestfield, Australia.

Hunink, M.G.M., Glasziou, P.P., Siegel, J.E., Weeks, J.C., Pliskin, J.S., Elstein, A., et al., 2001. Decision making in health and medicine: Integrating evidence and values. Cambridge University Press, New York.

Ikiugu, M.N., 2007. Psychosocial conceptual practice models in occupational therapy: Building adaptive capability. Mosby, St Louis, MI.

Iwama, M., 2007. Culture and occupational therapy: meeting the challenge of relevance in a global world. Occup. Ther. Int. 4 (4), 183–187.

Kielhofner, G., 1997. Conceptual foundations of occupational therapy, second ed. F.A. Davis, Philadelphia, PA.

Lave, J., Wenger, E., 1991. Situated learning: legitimate peripheral participation. Cambridge University Press, New York.

Macquarie Dictionary, 1985. Revised ed. Macquarie Library, Dee Why, NSW.

Mattingly, C., 1991. The narrative nature of clinical reasoning. Am. J. Occup. Ther. 45 (11), 998–1005.

Mattingly, C., Fleming, M.H., 1994. Clinical reasoning: forms of inquiry in a therapeutic practice. F.A. Davis, Philadelphia, PA.

Parboosingh, J.T., 2002. Physician communities of practice: Where learning and practice are inseparable. J. Contin. Educ. Health Prof. 22, 230–236.

Price, P., 2009. The therapeutic relationship. In: Crepeau, E.B., Cohn, E.S., Boyt Schell, B.A. (Eds.), Willard & Spackman's occupational therapy, eleventh ed. Lippincott Williams & Wilkins, Baltimore, MD, pp. 328–341.

Rogers, J.C., 1983. Clinical reasoning: The ethics, science, and art. Am. J. Occup. Ther. 37, 601–616.

Rogers, J.C., Masagatani, G., 1982. Clinical reasoning of occupational therapists during the inital assessment of physically disabled patients. Occup. Ther. J. Res. 2, 195–219.

Sackett, D.L., 2000. Evidence based medicine: How to practice and teach EBM. Churchill Livingstone, Edinburgh.

Schell, B., 2009. Professional reasoning in practice. In: Crepeau, E.B., Cohn, E.S., Boyt Schell, B.A. (Eds.), Willard & Spackman's occupational therapy, eleventh ed. Lippincott Williams & Wilkins, Baltimore, MD, pp. 314–327.

Schell, B., Cervero, R., 1993. Clinical reasoning in occupational therapy: An integrative review. Am. J. Occup. Ther. 47, 605–610.

Trede, F., Higgs, J., 2008. Collaborative decision making. In: Higgs, J., Jones, M., Loftus, S., Christensen, N. (Eds.), Clinical reasoning in the health professions, third ed. Butterworth Heinemann, Oxford, pp. 31–41.

Turpin, M., 2007. The issue is… Recovery of our phenomenological knowledge in occupational therapy. Am. J. Occup. Ther. 61 (4), 481–485.

Turpin, M., Higgs, J., 2010. Clinical reasoning and EBP. In: Hoffman, T., Bennett, S., Bennett, J., Del Mar, C. (Eds.), Evidence–based practice across the health professions. Churchill Livingstone, Melbourne, VIC, pp. 300–317.

Unsworth, C., 2001. The clinical reasoning of novice and expert occupational therapists. Scand. J. Occup. Ther. 8, 163–173.

Unsworth, C., 2005. Using a head–mounted video camera to explore current conceptualizations of clinical reasoning in occupational therapy. Am. J. Occup. Ther. 59, 31–40.

Walker, R., 2001. Social and cultural perspectives on professional knowledge and expertise. In: Higgs, J., Titchen, A. (Eds.), Practice knowledge and expertise in the health professions. Butterworth Heinemann, Oxford, pp. 22–28.

第三章　作业表现模式与作业适应模式

章节目录

作业表现（OP）模式 ··· 47

主要概念和术语定义 ·· 48

干预 ·· 51

模式发展简史 ··· 53

作业治疗实践框架（OTPF）··· 54

领域 ·· 54

流程 ·· 56

总结 ·· 57

记忆辅助 ··· 58

主要作品 ··· 59

作业表现（澳大利亚）(OPMA）模式 ································· 59

主要概念和术语定义 ·· 59

内部环境 ··· 61

　作业角色：内部环境和外部环境的联系 ································· 61

　表现领域、表现成分及核心要素 ··· 63

外部环境 ··· 66

　时空结构 ·· 66

作业表现 ··· 67

模式发展简史 ··· 68

总结 ·· 70

记忆辅助 ··· 70

主要作品 ··· 71

作业适应（OA）模式 ··· 71

主要概念和术语定义 ·· 71

模式发展简史 ··· 76

总结 ·· 77

记忆辅助 ··· 77

主要作品 …………………………………………………………………… 78

结论 ………………………………………………………………………… 78

参考文献 …………………………………………………………………… 79

本章介绍了几个模式，这些模式从北美最具特色的角度对作业治疗进行了阐述。作业治疗起源于英国和北美的运动，北美的作业治疗方式对世界各地的理论产生了广泛的影响。许多西方国家已经开发了不同的作业表现模式［例如加拿大作业表现模式（DNHW and CAOT,1983）］，其中两种被选中用来展示作业治疗的不同方面，它们分别是来自美国和澳大利亚的作业表现模式。本章介绍的前两个模式是作业表现（OP）模式（Pedretti and Early,2001）以及与之相关的作业治疗实践框架（OTPF）（AOTA,2008）和作业表现（澳大利亚）（OPMA）模式（Chapparo and Ranka,1997）。尽管这些模式不是专门用于物理康复实践的，但却很常用，因为这些模式非常注重身体及其组成部分的能力。此外，本章还提出了第三种模式，即作业适应（OA）模式（Schkade and Schultz,1992）。

本章将一起介绍这 3 种模式，因为它们都使用了"科学"的语言。两种作业表现模式中都清楚地使用了与解剖学和生理学相关的知识，在 OA 模式中也使用了客观语言（客观性在科学中被高度重视）来标注概念。正如在绪论中所述，随着时间的推移，以人为中心和使用更少生物医学手段的趋势已经成为作业治疗理论的特点。Pedretti 和 Early 的 OP 模式以及 Chapparo 和 Ranka 的 OPMA 模式提供了很好的例子来说明这一转变的重点。OP 模式关注身体和表现成分，与生物医学方法更为一致，而 OPMA 模式则采用生物－心理－社会方法，除了表现成分，还强调主观经验。

"作业表现"一词已广泛应用于作业治疗出版物中，特别是在 20 世纪 90 年代后期和 21 世纪早期，并且经常与其他术语交替使用。正如 Christiansen 和 Baum（1997）所述，术语"功能或功能表现"常应用于医学文献中描述个人完成日常生活任务的能力。在美国作业治疗协会（AOTA）的意见书中，Baum 和 Edwards（1995）发现，当美国的作业治疗师使用"功能"一词时，他们指的是个人在日常作业（作业表现）中的活动、任务和角色的表现（P.5）。

作业表现（OP）模式

作业表现（OP）模式由 Lorraine Williams Pedretti 及其同事在其所著作业治

疗教科书《作业治疗：身体功能障碍的实践技能》（1981、1985、1990、1996、2001）的不同版本中进行了阐述，并在其最新（2001）的版本中进行了详细介绍。之所以选择 OP 模式作为本章的起点，是因为 OP 模式中阐述的概念代表了 20 世纪许多西方国家对作业治疗的概念化方式。因此，OP 模式中的许多概念很可能继续影响作业治疗理论和实践。

在本章中，将详述 Pedretti 和 Early（2001）提出的 OP 模式，并在模式发展的简史部分讨论更多的近期发展。其中包括作业治疗实践框架（OTPF）[由 AOTA 于 2002 年首次出版，现在是第二版（AOTA，2008 年）]。虽然在身体功能障碍领域已发表了一系列作业治疗模式和框架，但 OP 模式和 OTPF 都在此处有所提及，因为它们源自或与 AOTA 官方立场相关（加拿大的大部分工作将在第五章中讨论）。Pedretti 和 Early（2001）声明：AOTA 官方文件中定义并标准化了模式中所使用的作业表现术语（P.4）。这表明 OP 模式融入了当时 AOTA 对作业治疗关注领域的官方认可观点。

主要概念和术语定义

Lorraine Williams Pedretti 是与 OP 模式研究联系最密切的作者。她没有声称自己是这个模式的作者，但她解释说，OP 模式的一些组成部分"一直是作业治疗的核心"（Pedretti and Early，2001，P.4），其他细节是由 AOTA 的委员会和工作组在 20 世纪 70 年代增加的。用于表示该模式的图表（1996，2001）（图 3.1）是基于作业治疗师的统一术语建立的，由 AOTA 出版了 3 个版本，并由 OTPF 继承。在对该模式的描述中，使用了"患者"一词——该模式中最常使用的术语。也就是说，OP 模式使用患者一词来指代治疗的主体，为了一致性，我们也采取了这种做法。

顾名思义，这个模式的目的是促进作业表现。作业表现被定义为"能够以适合个人发展阶段、文化和环境的令人满意的方式履行作业角色的能力"（Pedretti and Early，2001，P.5）。Pedretti（1996）将作业角色定义为"个人在社会中所扮演的生活角色"（P.3）。作业角色与人们从事的作业一起发展，包括"学龄前儿童、学生、父母、家庭主妇、雇员、志愿者或退休工人"（pedretti，2001，P.5）。因此，作业表现的目的是能够履行作业角色。

作业表现的发展取决于是否有足够的机会实践和学习履行作业角色和发展任务所需的技能和能力。该模式提供了一个框架，可帮助作业治疗师系统地分析降低个人作业表现的问题的本质。它包括 3 个要素：表现领域、表现成分和表现背景。图 3.1 提供了这些要素的细节以及它们与作业表现的关系。可能会出现干扰作业表现的问题，这些问题可能源于"任务学习经验不足、表现成分不足或表现环境不佳"（Pedretti and Early，2001，P.5）。

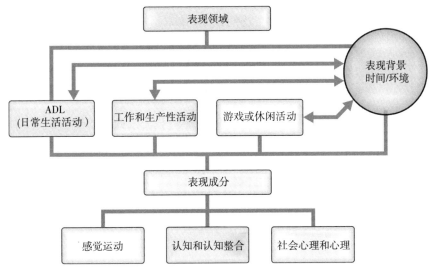

图 3.1　作业表现（OP）模式（Pedretti and Early，1996, 2001）

　　表现领域是作者描述的 3 个要素中的第一个。该模式概述了 3 个将作业活动分类的表现领域，分别是日常生活活动（ADL）、工作和生产性活动、游戏或休闲活动。 Pedretti 和 Early（2001）解释说："ADL 包括修饰、卫生、穿衣、进食、移动、社会交往、沟通和性表达等自我照顾任务。工作和生产性活动包括家庭管理、照顾他人、教育活动和职业活动。游戏或休闲活动包括在适合年龄的活动中进行游戏探索和游戏或休闲表现"（P.5）。通过首先解释表现领域，可以强调它们与作业表现和作业角色的联系。此外，Pedretti 和 Early 指出，当处理一个表现成分（例如运动技能发展）时，干预策略最终必须针对患者在表现领域的成就（P.6）。这强调了虽然表现成分为作业治疗师提供了特别有用的详细信息，尤其是在规划康复干预中，但作业治疗干预的目的是提高个体在每个表现领域所需的作业表现。

　　表现成分是习得的行为发展模式，是个体作业表现的子结构和基础（Pedretti and Early，2001，P.5）。表现成分可分为 3 组：感觉运动、认知和认知整合、社会心理和心理。根据这一模式，适宜的神经生理发育和表现成分的综合功能是个人在表现领域执行作业任务或活动的能力基础（P.5–6）。感觉运动成分包括 3 种功能，分别是感觉功能、神经肌肉骨骼功能和运动功能。认知和认知整合与使用高级脑功能的能力有关。社会心理和心理因素包括社会交往和情绪处理所需的能力。该模式提供了关于这些表现成分的大量细节。为清楚起见，将这些细节列于表 3.1。

表 3.1　OP 模式的表现成分				
感觉运动			认知和认知整合	社会心理和心理
感觉功能	神经肌肉骨骼功能	运动功能		
感觉意识、处理以及知觉加工	反射性反应 活动范围 肌肉张力 力量 耐力 姿势控制 姿势对线 软组织完整性	粗大协调 越过中线 偏侧化 双侧整合 运动控制 实践 精细协调和灵活性 口腔运动控制	意识水平 定向 认知 注意广度 活动起始 活动终止 记忆 时序 分类 概念形成 空间操作 问题解决 学习 概括	价值观 兴趣 自我概念 角色表现 社会交往 人际关系技巧 自我表达 应对技巧 时间管理 自我控制

　　OP 模式中的第 3 个元素称为表现背景。该模式认为，作业表现是在各种背景下进行的。因此，为了详细了解个人的作业表现，作业治疗师需要知道个人的能力如何影响他或她的表现，以及作业的环境如何影响该表现。表现背景被概念化为时间和环境。Pedretti and Early（2001）列出了以下时间的例子：个体的年龄、发育阶段或成熟阶段，以及重要生活过程中的阶段［如育儿、教育或职业和残疾状况（例如急性、慢性、终末期、改善或下降）］也必须被纳入考虑（P.6）。这些例子表明，在此模式中，时间背景似乎与个体有着主要关联。

　　表现背景的环境维度被分为物质、社会和文化三类。正如 Pedretti 和 Early 所说："物理环境包括房屋、建筑物、家具、工具和户外其他物体。社会环境包括重要的他人和社会群体。文化环境包括习俗、信仰、行为标准、政治因素以及获得教育、就业和经济支持的机会"（P.6）。

作业治疗经典模式及实践应用

干预

OP模式有两种重要的提高作业表现的方法：恢复和代偿。其中恢复的目标为直接改善执行表现，并假设执行表现的改善能够使作业表现在执行领域整体得到提高。如果恢复措施不可行，则采取代偿的方法。根据Pedretti和Early（2001）的说法，代偿侧重于残存能力，旨在通过适应或补偿表现成分的缺陷来改善功能（P.6）。他们认为，代偿包括调整执行任务的方法、提供辅助设备或进行环境改造。

该模式概述了4个干预级别。由于该模式的重点是恢复，因此这4个级别主要对可用于恢复表现成分中问题的方法进行分类。这些级别依次为辅助性方法、赋能活动、有目的的活动和作业。这几个级别代表了一个连续的干预过程，即"引导患者经历从依赖到有作业表现再到恢复有价值的社会和作业角色的逻辑过程"（Pedretti and Early，2001，P.7）。虽然各级别间存在顺序关系，但并不意味着要严格按照顺序使用，不同的干预级别可以重叠，并可根据需要同时使用。本质上，这些干预级别基于以下假设：有目的的活动是"作业治疗的主要治疗方法"（P.7），而辅助性方法和赋能活动作为表现领域中功能性活动的准备工作，而不是以纠正表现成分中的问题作为最终目的。正如Pedretti和Early所说："若脱离患者的作业表现背景而单独使用这种准备方法，就不能称得上是作业治疗"（P.7）。

第一级的干预措施为辅助性方法。这些方法是"为患者的作业表现做好准备，但只是进行有目的的活动的初步程序"（P.7）。辅助性方法通常侧重于恢复作业表现或保持身体部分的结构完整性，以防止干扰肢体正常使用等问题的产生。这些方法包括"运动、促进和抑制技术、体位、感觉刺激、选择性的物理因子治疗，以及提供支架和夹板等装置"（P.7）。Pedretti和Early（2001）强调，使用辅助性方法时，作业治疗师需要考虑到后续的干预级别，以确保辅助性方法能够为有目的的活动做好准备。

第二级的干预措施为赋能活动。赋能活动包括一些不被视为有目的的活动。这一级别的干预通常涉及模拟任务，如"磨砂板、滑板、堆叠圆锥体或积木、服装纽扣和五金件的练习板、驾驶模拟器、工作模拟器，以及桌面活动（如用于训练知觉－运动技能的模式板）"（Pedretti and Early，2001，P.7）。当目标活动的要求超出患者的能力时，通常使用这些模拟任务。本质上，它们代表分级的活动，当患者难以成功地完成目标活动时，可以用其使患者恢复功能并获得成功的体验。不过，与辅助性方法类似，赋能活动同样是在为有目的的活动做准备。且前两级干预的主要目标均为恢复表现成分。

　　Pedretti 和 Early（2001）将设备的使用也包括在这一级别。他们将诸如"轮椅、助行器、特殊服装、通信设备、环境控制系统和其他辅助设备"（P.7）等设备列为这一级别的干预措施。Pedretti 和 Early 将这些设备（而不是环境适应性改造）归类于赋能活动这一干预级别的原因可能是：该模式中的主要干预措施为有目的的活动，由于辅助设备无法归类于目标活动，它们可能被概念化为完成活动的工具，即类似于赋能活动。这种分类方法不同于下一章节中提出的模式，在下一章节中，环境是 3 个主要干预类别（人、环境、作业）之一。

　　第三级的干预措施为有目的的活动。Pedretti 和 Early（2001）强调，有目的的活动一直是作业治疗的核心。他们将有目的的活动定义为"具有固有或自主目标并与患者相关和有意义的活动"（P.8）。正是目标、相关性和对患者有意义将这一级别与第二级别区分开来。在第二级别中，所选择的活动可能对作业治疗师有一个有意义的目标，但可能对患者来说没有明显的意义或价值。该模式假设活动对个人来说是有意义和有目的的，因为个人需要这些活动在其表现领域达到功能独立。因此，正是他们对表现领域的需求使活动具有目的性。

　　在这一干预级别，有目的的活动被用于"评估和恢复表现领域的缺陷"（Pedretti and Early，2001，P.8）。因此，重点转移到表现领域，而前两个级别则侧重于表现成分部分。常用的活动的例子为"进食、搞卫生、穿衣、转移、交流、艺术创作、做手工、游戏、工作以及体育和教育活动"（P.8），这些活动可以在患者的家里、社区机构或医疗设施进行。

　　最后一级干预是作业。这是连续治疗的最高阶段，涉及患者在其生活环境和社区中从事的自然作业。患者执行适当的 ADL 任务、工作和生产活动，以及游戏和休闲活动，以达到他的最大独立水平。由于这一级别的核心是最大限度的独立性，这些活动是在其自然环境中进行的，因此患者在此阶段逐渐脱离前几阶段中进行的"计划好的作业治疗"（P.9），转而逐步个性化地"恢复并有效地履行有价值的作业角色"（P.9）。这一级别干预的重点转向在自然环境中履行作业角色。

　　Pedretti 和 Early（2001）指出了两种在身体功能障碍领域可与 OP 模式结合使用的"干预方法"（P.10），分别为生物力学模式和运动控制模式。每一个模式都为处理由不同过程引起的运动问题提供了原则。生物力学模式"将动力学和运动学的力学原理应用于人体的运动。这些力学原理研究的是作用在物体上的力对运动和平衡的影响"（P.10）。生物力学模式可用于指导评估和恢复活动范围、肌肉力量和耐力（肌肉和心血管），以及预防和减少畸形。生物力学模式常用于"由运动单元或骨科疾病导致感觉运动问题但其中枢神经系统（CNS）完好无损的个体。"常见的干预方法包括"关节测量、肌力测试、动力学活动、治疗性运动和手术"（P.10）。许多来自前两个层次（辅助性方法和赋能活动）的常见干预方法均来自生物力学模式。

其次是运动控制模式，它解决了中枢神经系统的问题。Pedretti 和 Early（2001）在这个模式中确定了 4 种方法，即 Rood 的运动治疗方法、Brunnstrom 的运动治疗方法、Knott 和 Voss 的本体感觉神经肌肉促进疗法（PNF）、Bobath 的神经发育疗法。最近发表的关于中枢神经系统问题康复的文章表明，随着这一领域知识的发展，用于解决这类问题的具体模式已经发生了变化。读者可参阅最近的出版物，了解这一领域目前的做法。

这两种干预方法（其他作者称为参考框架）可与 OP 模式结合使用，用于解决感觉运动表现成分中的问题。作业治疗师通常将 OP 模式与其他治疗方法相结合，为其他表现成分提供干预的细节。例如，他们可能使用认知行为疗法来理解心理社会问题的干预措施。

模式发展简史

尽管 OP 模式现在已有些过时，也不再正式发布，但我们仍选择在这里介绍 OP 模式，因为可以说它是对全世界许多作业治疗师的思想影响最广泛的模式。OP 模式尤其适用于身体功能障碍领域，但也适用于更广泛的领域。

OP 模式反映了美国作业治疗协会（AOTA）的官方立场，并受到该协会 20 世纪 70 年代初制定的文件的影响。1996 年，Pedretti 详细描述了 OP 模式的发展历史。她首先说：

1973 年，AOTA 出版了《作业治疗人员的角色和功能》。该出版物将作业表现作为一个参考框架，其中包括 3 种表现技能（后来命名为表现领域）和 5 种表现成分（后来合并成为在后续版本的 OP 模式中使用的 3 种）。目的是描述作业治疗师的专业领域和该行业关注的领域。

在这段历史中，Pedretti 讨论了 20 世纪 70 年代和 80 年代初的各种出版物，这些出版物有助于理解作业表现。她还引用了 AOTA 出版物的 3 个版本，其中概述了关于统一报告作业治疗服务（以医院服务为主）的建议，认为这些文件"定义了作业表现参考框架中的术语"（P.5）。在总结其发展时，她写道：

因此，作业表现模式的概念是从 AOTA 的一系列工作组和委员会发展而来的。它产生于实践的专业概念，最初被描述为实践和教育课程设计的参考框架。（P.5）

OP 模式明显受到机械范式和作业复兴（两者都在本书的绪论中讨论过，见

表 1.1）的影响。随着作业的复兴，自 20 世纪后半叶以来，作业治疗的论述发生了变化，"作业"一词被广泛使用。《作业治疗：身体功能障碍的实践技能（第 6 版）》（McHugh Pendleton and Schultz-Krohn, 2006）通过提出作业治疗实践框架（OTPF）来代表 AOTA 的官方立场（而不是之前版本的 OP 模式），反映了这种作业内部的转变。此外，OTPF 的制定也考虑到了世界卫生组织的国际功能、残疾和健康分类（ICF），第 6 版强调了 OTPF 与 ICF 的关系。对 ICF 的强调表明，改变也发生在更广泛的医疗环境中，重点从仅关注身体缺陷（生物医学方法），转向活动和参与（生物 – 心理 – 社会方法和社会 – 生态学方法）。这一转变更符合当前作业治疗中的作业范式。

作业治疗实践框架（OTPF）

OTPF 反映了当前将作业作为作业治疗核心关注点的趋势。OP 模式对这个框架的影响十分明显。表现领域、表现成分和环境的概念在这个实践框架中显而易见，尽管它们被重新分类、纳入更详细的其他类别中。OTPF 分类与 ICF 的关系也在 OTPF 文件中做了明确说明。OTPF 已在 2002 年和 2008 年出版了两个版本。本章使用的是 2008 版，其中包括在编写第 2 版时对第 1 版所做修改的摘要。这份摘要在第 2 版的第 665–667 页（AOTA, 2008）。

OTPF 旨在明确作业治疗的领域和过程。根据 McHugh Pendleton 和 Schultz-Krohn（2006，P.10）的说法，该领域描述了实践的范围或回答了这样一个问题："作业治疗师是做什么的？"这个过程描述了提供作业治疗服务的方法或回答了以下问题："作业治疗师如何提供作业治疗服务？"

领域

OTPF 领域分为以下 6 类：作业领域、客户因素、活动需求、表现技能、表现模式以及背景和环境。OP 模式的影响在第一类作业领域尤为明显。这类活动包括日常生活活动（ADL）[又称个人日常生活活动（PADL）或基础性日常生活活动（BADL）]、工具性日常生活活动（IADL）、休息和睡眠、教育、工作、娱乐、休闲和社会参与。OTPF 强调，特定作业只能根据其对个体的意义和目的进行分类。例如，对一个人来说洗衣服可能被分类为工作，而另一个人则认为分类为 IADL。

客户因素是"客户内在的特定能力、特征或信仰，并可能影响其在作业领域的表现"（AOTA，2008，P.630）。由于作业治疗服务的客户可以是个人、组织或人群，这一类别被定义为与所有 3 个潜在客户群体相关。每一个都考虑了相关的价值观和信仰、功能和结构。对于个体而言，价值观、信仰和精神影响客户从事作业的动机并赋予其生活意义（P.633）。

OTPF 与 ICF 使用的术语一致，客户因素包括客户身体功能和身体结构。引用世界卫生组织的出版物，身体功能是指身体系统的生理功能（包括心理功能），身体结构是指人体的解剖部位比如器官、四肢及其组成部分。对于组织来说，价值观和信仰可能包含在愿景和其他价值主张及道德规范中。功能包括一个组织用于规划、组织和实施其核心功能和愿景的过程。结构与组织结构的方式有关，包括部门及其关系、领导和管理结构、表现评估等。对人群来说，价值观和信仰可以包括"情感性的、有目的的和传统的观点"；功能包括"经济、政治、社会和文化资本"，结构可能包括"具有类似基因、性取向和健康状况的成分"（AOTA，2008，P.634）。

活动需求"指一项活动的具体特征，这些特征会影响执行该活动所需的工作类型和数量"（AOTA，2008，P.634）。作业治疗师的核心技能是对活动和作业进行分析。他们使用这种分析来确定个人在特定环境下执行这些活动所需的能力。执行一项活动或作业的一系列具体需求为改变活动需求提供了巨大的潜力，以实现作业参与。活动的一个组成部分或执行活动的环境发生变化，就会改变该活动或作业的总需求。

表现技能与 OP 模式中的表现成分关系最密切。表现技能是"患者在他们执行的行为中展示出来的能力"（AOTA，2008，P.639）。OTPF 使用了以下 5 个相互关联的表现技能类别：运动和实践技能、感觉感知技能、情绪调节技能、认知技能以及沟通和社交技能（它们与最初的 5 个表现成分有相似之处）。OTPF 区分了身体功能和表现技能，身体功能是"存在于体内"的能力（P.639），而表现技能是那些可以展示的能力。OTPF 文件中给出的两个关于表现技能可观察性的例子，"实践技能可以通过模仿、排序和构造等行为观察到；认知技能在患者展示组织、时间管理和安全性时可以观察到"（P.639）。为了进一步说明这一区别，OTPF 指出"多种身体功能是每项表现技能的基础"（P.639）。

表现模式包括人们在从事活动和作业时使用的"习惯、惯例、角色和仪式"（P.641）。这 4 种都能促进或阻碍作业的参与和表现。习惯是从事作业时的自动行为；惯例是"为日常生活提供结构的既定作业或活动序列"（P.641）；角色是有社会和个人期望的"行为集"（P.641），可以影响自我认同，可以塑造作业的选择和意义；仪式是"具有精神、文化或社会意义的象征行为，有助于患者的身份认同，并加强患者的价值观和信仰"（P.642）。表现模式可以随着时间的推移而发展改变，并帮助人们在日常生活及生活过程中组织他们在作业中的参与。表现的概念并不是 OP 模式的一个特征，但其已经嵌入到作业治疗思维中。这可能是由于 Kielhofner 的人类作业模式的普遍影响，该模式也介绍了习惯和惯例的概念。

作业治疗师一直承认，作业的参与和表现发生在特定的地点、特定的时间和特定的条件下。在 OTPF 中，作业表现的情境性考虑使用背景和环境来分类。它使用"环境"一词来指物理环境和社会环境。物理环境指的是人们可以从事作业的自然和建造的环境（包括其中的物体），社会环境"是由与客户有联系的人、群体和组织的存在、关系和期望构成"（AOTA，2008，P.642）。

"环境"一词是指人们从事作业的环境中有形的方面，"背景"一词则是指围绕作业表现的环境中会对其产生强烈影响的非有形的方面。这些背景可以是"文化的、个人的、时间的和虚拟的"（AOTA, 2008，P.642）。OTPF 对这四种类型的背景提供了以下定义，其中一些是世界卫生组织的定义："文化背景包括客户所在社会所接受的习俗、信仰、活动模式、行为标准和期望；个人背景是指个体的人口学特征，如年龄、性别、社会经济地位和教育水平，这些都不是健康状况的一部分；时间背景包括生命阶段、一天或一年的时间、持续时间、活动的节奏或历史；虚拟背景是指在没有物理接触的情况下，模拟、实时或接近时间的交互"（P.642 和 P.646）。正如这些定义所展示的那样，围绕作业表现的环境可以是患者的内部或外部环境，或者就文化环境而言，内部和外部环境可以结合起来——在这样的环境下，文化是塑造个人价值观和信仰的外部环境，但个人也将这些内化（在不同程度上），使其成为作业表现的内部环境的一部分。

流程

除作业治疗领域外，OTPF 还描述了"作业治疗从业者如何运用其专业知识为客户提供服务的过程"（AOTA，2008，P.646）。尽管作业治疗师使用的一般流程（即评估 / 评价、干预和结果评价）也被其他专业人士使用，但 OTPF 文件强调，作业治疗的区别在于其工作是"通过作业参与，实现支持健康和参与生活的最终目标"（P.646–647）。作业治疗师的独特之处还在于，他们将作业概念化为方法和结果。在与客户的交流中，作业治疗师会根据共同确定的优先目标设计干预措施。

这个过程的第一部分是评估 / 评价。从业者收集足够的、适当的信息，以了解客户已经做了什么，需要做什么，以及可以为客户做什么。OTPF 认为这一阶段包括作业概况和作业表现分析。它指出："作业概况包括有关客户的信息和客户的需求、问题以及对作业领域表现的关注。作业表现分析的重点是使用评估工具收集和解释信息，评估工具旨在观察、衡量和询问支持或阻碍作业表现的因素（AOTA，2008，P.649）。" OTPF文件中详细介绍了评估阶段的这两个部分。作业治疗师使用他们的临床推理来获得关于客户作业概况和作业表现的信息，并进行分析和整合，然后做出干预决策。

干预被定义为"作业治疗师与客户合作，为促进从事与健康和社会参与相关的作业所采取的技能性行为"（AOTA，2008，P.652）。在OTPF中，干预过程分为3个步骤，包括干预计划的制订、干预措施的实施和干预措施的审查。在实践中这3个步骤不一定按照线性顺序进行。OTPF文件中详细讨论了干预过程中的每个步骤。

作业治疗过程的第三部分为结果评价。OTPF将作业治疗干预的总体结果描述为"通过参与作业来支持健康和生活参与"（AOTA，2008，P.660）。通常需要更具体的结果来确定作业治疗干预可以朝着导致这一更普遍目标的方向进展。更具体的结果包括"客户的作业表现、幸福感、自我效能感，以及对生活和能力充满希望"（P.660-661）。结果可能包括客户对相关目标的主观印象可量化的进展的信息。OTPF文件提出：对人们来说，结果可包括促进健康、社会公平和获得服务（P.661）。该文件概述了结果进程中的两个步骤。第一个是选择结果和措施的类型，包括但不限于作业表现、适应、健康与保健、参与、预防、自我调适、生活质量和作业公平性"（P.661）。第二个是"使用结果来衡量进展并调整目标和干预措施"（P.661）。

总结

在本章的这一部分中，我们回顾了OP模式和OTPF。综上所述，这两个理论框架代表了美国作业治疗思想的主要思路。虽然OP模式不再流行，但它仍然存在于西方国家的作业治疗实践和OTPF（目前是AOTA的官方文件）中。OTPF在其中融入了OP模式的许多概念，但是这些概念已使用当今的作业语言进行了扩展和阐述。

因为AOTA清楚地表明OTPF并非实践模式，所以我们为OP模式提供了一个记忆辅助工具，因为该模式似乎仍然影响着当前的许多实践。在下一节中，我们将展示为OP模式提供的记忆辅助工具，以帮助明确在实践中如何使用OP模式。

记忆辅助

见专栏 3.1。

专栏 3.1 作业表现（OP）模式记忆辅助

作业角色

个人的作业角色是什么？

对于每个角色

■ 他们在生活中实现了何种目的？

■ 个人对这些角色的感觉如何？

■ 这些角色如何影响人的自我认同以及获得社会和财富资源的机会？

如果有的话，个人在哪些角色中可能会遇到角色表现的问题？

■ 哪些角色不太可能受到影响？

如果有的话，执行这些角色所处的背景将如何影响表现？

表现领域

在以下领域中，个人需要 / 想要进行哪些活动来履行他 / 她的作业角色？

1. 日常生活活动（ADL）

2. 工作和生产性活动

3. 游戏或休闲活动

表现成分

个人在以下领域的能力如何影响（如果有的话）他 / 她对上述活动和作业角色的表现？

1. 感觉运动

2. 认知和认知整合

3. 社会心理和心理

American Occupational Therapy Association (AOTA), 2008. Occupational therapy practice framework: Domain and process, second ed. Am. J. Occup. Ther. 62, 625–683.

McHugh Pendleton, H., Schultz–Krohn, W., 2006. The occupational therapy practice framework and the practice of occupational therapy for people with physical disabilities. In: McHugh Pendleton, H., Schultz–Krohn, W. (Eds.), Occupational therapy: Practice skills for physical dysfunction, sixth ed. Mosby, St Louis, MI, pp. 2–16.

Pedretti, L.W., 1996. Occupational performance: A model for practice in physical dysfunction. In: Pedretti, L.W. (Ed.), Occupational therapy: Practice skills for physical dysfunction, fourth ed. Mosby, St Louis, MI, pp. 3–12.

Pedretti, L.W., Early, M.B., 2001. Occupational performance and models of practice for physical dysfunction. In: Pedretti, L.W., Early, M.B. (Eds.), Occupational therapy: practice skills for physical dysfunction, fifth ed. Mosby, St Louis, MI, pp. 3–12.

作业表现（澳大利亚）（OPMA）模式

　　我们在本章回顾的第二个模式是作业表现（澳大利亚）（OPMA）模式（Chapparo and Ranka，1997）。这个模式不代表澳大利亚作业治疗协会的官方立场，而 OP 模式代表 AOTA 的官方立场。大多数在澳大利亚执业的作业治疗师也没有采用它（它在澳大利亚新南威尔士州使用频率最高，且在此地发展起来）。然而，我们之所以将此模式纳入本书中，是因为它提供了一个很好的例子来说明生物－心理－社会模式对作业治疗概念模式的影响。

主要概念和术语定义

　　顾名思义，作业表现（澳大利亚）（OPMA）模式是一种以作业表现为核心概念的模式。在作业表现层次方面它的结构与美国的 OP 模式相似。OPMA 从 3 个相互影响的层次——作业角色、作业表现领域和作业表现成分确定作业的表现，以及从第 4 个层次确定作业表现的 3 个核心要素：身体、心理和精神。它比 OP 模式更明确地关注环境，将空间和时间作为影响作业表现的因素。虽然 OPMA 的总体结构与 OP 模式相似，特别是在作业表现领域和表现成分的使用上，但 OPMA 的差异与同一时间（20 世纪 90 年代）开发或更新的其他模式更为一致。在当时的模式中明显的趋势是：①更全面地看待环境及其对作业表现的影响；②越来越多地关注和使用"作业（而不是活动）"一词；③对人的生物－心理－

社会的综合理解，即人是由主观感知和体验以及身体结构和功能组成的。由于 OPMA 对环境的广泛关注，本来可以将其纳入第四章，但我们在这里描述它是为了强调 OP 模式中的主要生物医学方法与 OPMA 中的生物–心理–社会学方法之间的区别。

图 3.2 提供了 OPMA 的示意图。AOTA 的 OP 模式对 OPMA 的影响在此图的结构中很明显，因为表现领域和表现成分位于图的中心位置，表示为两个不同但相互关联的级别。这两个概念是西方国家将作业表现概念化的核心。

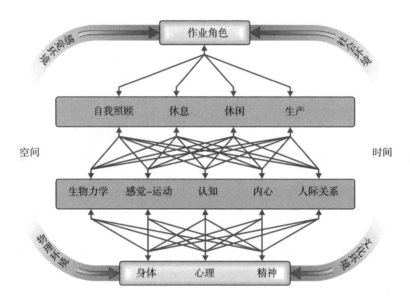

图 3.2 作业表现（澳大利亚）（OPMA）模式。图转载自 http://occupationalperformance. com；由 Christine Chapparo 与 Judy Ranka 创作并授权许可转载

然而，这两种模式在关注更广泛的作业表现环境的细节方面存在差异。美国 OP 模式的图表提供了有关表现领域和表现成分的大量细节，直观地表示该模式的主要特征，有助于理解作业表现，而环境则被放在一边，很少给出细节。相比之下，与 20 世纪 90 年代的其他作业治疗实践模式一样，OPMA 示意图将环境表示为围绕个人的环境，并将其分为 4 个部分：感觉环境、社会环境、文化环境和物理环境。此外，它还表明时间和空间会影响作业表现。

OPMA 示意图显示了被认为是相互连接的模式的组成部分。在图中，这种相互联系由多个箭头表示。在各种成分和结构的定义中，这种相互联系也很明显，这些成分和结构在其定义中经常引用其他成分和结构。

当时的许多模式都将人与环境的联系概念化为紧密相连。OPMA 的核心是人、环境和作业表现之间的关系。正如 Chapparo 和 Ranka（1997）所说："该模式的重点是人与环境的终身关系及其通过作业的激活"（P.3）。在此引用中可以明显地看到一种假设，即作业构成了人与作业之间的桥梁。如本书绪论部分所述，这是作业治疗师将人、环境和作业之间关系概念化的两种主要方式之一。本书中提出的一系列不同模式均基于人与环境之间的这种假定关系，以及这种关系是通过作业而实现的观点。

在 OPMA 中，"环境"一词的使用方式明显体现了人与环境之间的相互关系。它不是将人和环境分开标记，而是指内部和外部环境（例如，在其他模式中通常被称为"人"的概念在这里被称为内部环境）。参照图表，中心部分为内部环境，由 4 个层次组成：作业角色、表现领域、表现成分，以及身体、心理和精神的核心要素。围绕内部环境这 4 个层次的是外部环境，包括感觉、社会、文化和物理环境。在图中，内部环境和外部环境在作业角色和核心元素的层次上交叉。该模式的主要方面是将作业角色概念化，将其作为内部和外部环境之间交会的关键点。

内部环境

内部环境占据了 OPMA 示意图的中心栏。作业角色的最高层次是内部环境和外部环境的连接点。其他 3 个层次提供了有关作业表现成分的详细信息。

作业角色：内部环境和外部环境的联系

虽然内部环境包括作业角色、表现领域、表现成分，以及身体、心理和精神的核心要素，但作业角色的表现是该模式的中心焦点。从 OPMA 的角度来看，作业治疗师使用的每一种干预都应该是为了促进作业角色的表现。作业治疗师使用针对作业表现领域和表现成分的干预措施，是因为他们期望通过这些其他层面的影响进而影响作业角色的表现（这类似于前面描述的 OTPF 中的重点）。Chapparo 和 Ranka（1997）将作业角色定义为由自我照顾、生产、休闲和休息作业配置组成的作业行为模式。作业角色是由个体的人 – 环境 – 表现关系决定的。它们是通过需要和（或）选择建立的，并随着年龄、能力、经验、环境和时间的变化而变化。

这个定义强调了该模式中作业角色的 4 个重要方面：①作业角色受个人扮演角色及其社会期望表现的影响；②在确定作业角色参与的需要和（或）选择时，需要考虑广泛的背景因素；③作业角色的性质随时间、能力、环境和经验的变化而变化；④作业角色和表现领域之间的相互联系（以及由此产生的表现成分）。

第一，任何一个特定的人的作业角色都是根据个人对需求的解释和他人（社会和重要个人）的期望而独特配置的。在作业角色的层面上，内部环境和外部环境是相互交叉的。因此，在概念化作业角色时，OPMA 强调在塑造这些角色时，人（内部环境）和外部环境之间的相互作用。正如 Chapparo 和 Ranka（1997）所指出的，在一生中获得的每个角色的界限内，与角色相关的任务的表现期望是由外部环境中的社会文化因素以及成为角色执行者的人共同形成的（P.4）。

角色的定义经常强调与角色相关联的社会期望。例如，Chapparo 和 Ranka 使用了 Christiansen 和 Baum 在 1991 年对角色的定义，指出角色由"一组具有社会公认的功能并有公认的规范的行为（P.4）"组成。Chapparo 和 Ranka 随后评论说，作业角色是"那些构成大部分日常功能和惯例的角色"（P.4）。一个人的角色感知既取决于与该角色相关的社会期望，也取决于个人对其生活中角色价值的感知，以及他应该或需要做些什么来实现它。OPMA 强调社会和个人期望及解释之间的相互影响，这一模式与其他将作业概念化为个人与作业联系的媒介的模式不同。虽然其他一些模式将作业概念化为个体控制环境的工具，但人与环境之间的关系并不能理解为人通过作业对环境起作用。相反，社会角色包含了一种双向影响。

第二，作业角色的定义是通过需要和（或）选择而建立的。这一论断概括了作业角色可以在人们的生活中实现许多目的的概念。它们处于内部环境和外部环境的交叉点，强调了这些需求和选择受到两种环境的影响。例如，一个人可能认为需要以特定的方式从事特定的作业角色，以满足社会需求（社会期望）。然而，履行这个角色可能也会影响个人如何看待自己（自我认同），并影响个人能力、技能和兴趣的发展。如果一个人的角色表现得到了外部环境和内部环境的积极评价，那么个人很可能会享受和追求这个角色，他可能会变得越来越肯定自我。相反，如果一个人觉得他除了履行这个角色别无选择，那么他可能会把这个角色看作是一种责任或生存的必要条件（或其他一些社会目的），而不是期待的东西或自我定义的东西。在任何一种情况下，人们都可以选择或决定是否需要提高他们的技能，并使用这些技能来继续履行这个角色。Chapparo 和 Ranka（1997）还指出，个人选择对于一些以集体为社会文化认同的社会群体来说是陌生的（P.5）。

第三，OPMA 提出，一个人的作业角色会随着年龄、能力、经验和环境的变化而变化。虽然一个人可能同时扮演多种角色，但这些角色及其组合会随着内、外环境的变化而变化。人的内部环境会随着年龄的增长而变化，他们的能力、技能和兴趣也会随着年龄的增长而变化，他们对生活的经历、期望和希望也会随着年龄的增长而变化。外部环境随着人们的来来往往、人们扮演作业角色的物质环境的改变而变化，也会随着社会、组织和制度的变化而变化。随着内部环境和外部环境的变化，人们对一个人的要求以及他的偏好、能力和选择的感知共同影响人们的角色和这些角色的表现。

第四，在 OPMA 中，关注表现领域和表现成分，以便理解和促进角色的作业表现。在这个模式中，作业治疗（通常声称通过作业来促进健康和幸福感的获得）的核心目的是促进作业角色的履行。Chapparo 和 Ranka（1997）解释了健康与作业角色表现之间的联系："健康不是没有疾病，而是胜任作业角色、日常工作和任务的能力和满意度"（P.2）。

Chapparo 和 Ranka 提出作业角色有认知、行为、存在 3 个维度。这 3 个维度对作业角色表现的影响程度不同，具体取决于个人的能力和角色的要求。他们将认知要素定义为"对期望或期望的作业角色有一个直观或具体的理解"（P.5），从某种意义上说，它能让你知道你需要做什么。行为要素是指执行作业角色的过程。因此，仅仅知道需要做什么是不够的，一个人还需要知道能够做什么。存在元素被描述为"作业角色的满足或满意程度"（P.5）。因为内部环境和外部环境紧密相连，了解和执行作业角色的过程也会影响一个人如何感觉和思考自己。

表现领域、表现成分及身体、心理和精神的核心要素

作业治疗师的基本技能之一是能够理解和分析作业角色的表现。在 OPMA 中，作业角色处于作业表现分析的 4 个层次的顶端。在图中，它下面的 3 个层次都是内部环境的一部分，分别为表现领域、表现成分和核心要素，是履行社会角色所必需的。

第一个层次为表现领域。OPMA 中对作业角色的定义提到了"作业行为模式由自我照顾、生产、休闲和休息构成"（P.6）。与 OP 模式一样，OPMA 使用作业表现的类别对作业角色的作业进行分组。然而，在确定表现领域时，OPMA 强调对特定作业进行分类的过程应该是个性化的，应该由作业执行者来完成。个人对特定作业进行分类的表现领域也会随着时间、年龄、环境和能力的变化而变化。

OPMA 将休息活动与自我照顾、生产和休闲相结合，后 3 个领域以前用于作业治疗论述，并与 OP 模式中的主要作业表现领域保持一致。休息被定义为"有目的的不活动"（P.6），包括睡眠和为放松而进行的各种活动。Chapparo 和 Ranka 认为，将这一表现领域作为自我照顾的一个单独的类别是合理的，他们指出由于

社会文化和日常生活方面的原因，人们处于或者希望处于被动和安静的状态，而不是忙碌和高效率的状态（P.6–7）。这一基本原理让我们认识到：外部环境可以影响一个人的作业行为。相比之下，将休息归类为自我照顾活动是强调行为的内在控制，而不是对外部要求和影响做出反应的需要或选择。

表现领域是一种将作业分组的方法。然而，OPMA 进一步将作业分类为不同类型的活动时，却没有使用"活动"一词，因为作者认为"活动"一词的含义广泛而灵活，不能很好地涵盖以下内容：①描述不同层次的作业和表现要素；②指导和影响作业治疗干预的重点。因此，该模式将作业划分为子任务、任务和日常活动（routine）3 个子类。子任务是第 1 个子类：总任务的一个步骤或单个单元，以可观察的行为表述；任务是第 2 个子类：为了达到某一特定目的，从第一次执行到最后一次执行的子任务序列（P.7）。Chapparo 和 Ranka（1997）给出了喝水任务的例子，喝水任务可分为定位、伸手、抓住和举起喝水容器等子任务。这些子任务按顺序执行，以便完成喝水。日常活动构成第 3 个子类：一系列任务，从对内部或外部提示的反应开始，到完成所确定的关键功能为止（P.8）。日常活动通常是为了支持在表现领域内的作业表现（即自我照顾、生产、休闲和休息）而建立的。

在 OPMA 中，3 个子类的作业都可以根据结构和时间进行分类。然而，日常活动的讨论要比任务和子任务更详细。Chapparo 和 Ranka（1997）解释说，日常活动有固定或灵活的结构以及有规律或间歇的时间模式。一些日常活动有固定的结构，在这种结构中，它们可能与已建立的任务和子任务序列几乎没有偏差。其他的日常活动可以在表现分析中有很大的变化。日常活动的时间模式可以是固定的或间歇的。规律的日常活动常常会变成习惯性地在没有思考的情况下就可以完成一系列熟练的日常活动任务（P.8）。日常活动并没有相同的规律，但对作业的执行都很重要。日常活动和子任务的时间方面也随年龄、环境和能力而变化。

促进作业角色表现的第二个层次是表现成分。Chapparo 和 Ranka（1997）指出，作业表现领域的日常工作和任务的完成取决于维持有效的生理、心理和社会功能的能力（P.9–10）。OPMA 呈现了一个复杂的表现构成视图，因为它将这一层次概念化为"形成执行者的构成属性以及作业任务的构成"（P.10），正如作者所解释的，任何任务都有生物力学、感觉 – 运动、认知和社会心理的维度。这些维度反映并促进了个人用于从事任务执行的各种身体、感觉 – 运动、认知和社会心理功能（P.10）。因此，对于它所涉及的 5 个表现成分——生物力学、感觉 – 运动、认知、内心、人际关系——从任务执行者的角度和与任务有关的方面呈现了这些表现成分。表 3.2 提供了每个视角的详细信息。

表现成分	执行者在任务表现中的属性	任务体现
生物力学	身体结构之间的运作和相互作用，如关节活动度	任务的生物力学属性，如大小、重量
感觉－运动	感觉输入和身体运动反应之间的运作和相互作用，如肌肉运动的调节	任务的感官方面，如颜色、质地
认知	心理过程之间的运作与相互作用，如思考、感知、判断	任务的认知维度，通常由其符号和操作的复杂性决定
内心	内在精神活动之间的运作和相互作用，如情绪、心情、情感与理性	能够被任务激发并为有效完成任务所必需的内在属性，如重视、满意、动机
人际关系	一个人与其他人之间持续且变化的互动，有助于个人作为社会参与者的发展，如在伙伴关系、家庭和社区中需要分享、合作及同理心	人际关系互动的性质与程度是有效执行任务所必需的条件

表 3.2　执行者的构成部分和作业任务的表现部分

第三个内在层次包括身体、心理和精神的核心要素的相互作用。Chapparo 和 Ranka（1997）引用了 Adolf Meyer 的话："我们的身体不仅仅像一台机器那样由肉和骨头组成，它还添加了一个抽象的思想或灵魂"（P.11–12）。Meyer 的评论是在生物医学模式盛行、人们对身体普遍关注的时代背景下发表的。通过明确身体、心理和精神的重要性，OPMA 从生物－心理－社会的角度确定了自己的地位。

身体要素包括"人类结构中所有有形的物质要素"。心理要素被定义为"我们有意识和无意识智力的核心，它构成了我们理解和推理能力的基础"。精神要素"被宽泛地定义为人类寻求自我内在以及自我、自然、他人和某些情况下终极他人之间的和谐；寻找生命中存在的奥秘；内心的信念；希望和意义"（Chapparo and Ranka，1997，P.12–13）。Chapparo 和 Ranka 总结了这些不同的作业表现核心要素之间的关系：

身体、心理和精神共同构成了身体、大脑、心灵、自我意识和人类对宇宙的意识。相对于作业表现而言，该模式的身体－心理－精神核心要素可转化为表现的"做－知道－存在"维度。这些"做－知道－存在"维度是所有作业角色、日常活动、任务和子任务以及作业表现成分的基础。（P.13）

外部环境

外部环境围绕着内部环境并与之相联系，特别是通过作业角色与之联系。在 OPMA 中，外部环境被概念化为感觉、物理、社会和文化 4 个维度，它们都是相互关联的。所有这些外部因素都会影响作业角色及其表现。

物理环境指的是"人所处的自然的和构造的环境"（P.15），这形成了作业表现发生的物理边界。物理环境是通过确定在特定位置和（或）场合执行特定日常活动、任务和子任务所需的技能和能力来塑造作业表现的。Chapparo 和 Ranka（1997）也提出物质环境由社会文化环境决定，并提供了一个西部大城市与太平洋岛屿上的热带村庄的配置截然不同的例子。

Chapparo 和 Ranka（1997）提出，感觉环境"提供指导作业表现的自然提示"（P.15），与感官和认知表现成分的联系最为密切。文化环境"由价值观、信仰、理想和习俗系统组成，这些系统被学习和交流，从而形成一个人或群体的行为界限"（P.15）。人们应该如何表现和应该做什么的文化期待会影响人们需要或选择履行哪些作业角色，他们如何设定这些角色，以及他们如何看待自己和感受自己（自我认同）。在 OPMA 中，社会环境被定义为"由在一个群体中起作用的人之间的关系模式所创造的一种有组织的结构，这种关系模式反过来又有助于建立行为的界限"（P.15）。

讨论外部环境的方式表明了 OPMA 强调环境对人类行为影响的程度。正如作者所说："许多作业角色、日常活动、任务和子任务都是为了响应外部需求而执行的，从而导致作业行为的不断调整"（Chapparo and Ranka，1997，P.15）。然而，Chapparo 和 Ranka 也提出了这样的观点：外部环境可以因作业表现而改变或维持。因此，重要的是要看到内部环境和外部环境的相互影响。

时空结构

在 OPMA 中，空间和时间的概念渗透在作业表现中。这两个概念都是根据它们的物理表现和体验方式来讨论的。Chapparo 和 Ranka（1997）将这些概念称为物理感觉时空。物理空间的概念来源于物理学的概念，包括"我们对身体结构、身体系统、与人互动的物体以及人们存在和活动的更广阔的物理世界的理解"（P.16）。感觉空间是指个体对空间的主观体验。这可能包括"人们赋予空间的意义、人们利用空间的方式以及人们在其中的互动"（P.16）。该模式强调，在作业表现过程中，物理空间的体验（感觉）方式渗透到作业表现的所有内部层面。例如，物体的大小和形状会激活执行成分层面的感受器和反应，这些感受器

和反应会在身体 – 心理 – 精神核心要素层面进行解释，所有这些主观体验都会有助于作业和作业角色的执行。

　　和空间一样，时间是以物理时间和感觉时间来讨论的。物理时间与物理定律有关，可以通过测量时间和日月有规律的运动等过程来观察。Chapparo 和 Ranka（1997）对感觉时间的定义和解释如下："感觉时间是一个人基于时间的意义对时间的理解。感觉时间涉及对时间高度个性化的抽象，在模式的各个层次都有表现。它是一种抽象经验，不断被经验改变和修正。"物理时间和感觉时间都会影响作业表现。例如，在记录肌肉收缩和反应时间时，物理时间很重要。它通常会形成日常活动及完成任务和子任务的截止日期。感觉时间可能通过以下现象影响表现：比如一个人对有多少时间可以从事这项工作的感觉，他是否觉得可以在这段时间内完成这项工作，或者现在是否是做某事的正确时机。

作业表现

　　OPMA 的总体目标是提供一个框架来解释"人类作业的性质和作业治疗实践"（Chapparo and Ranka，1997，P.1）。作业表现是实现这些目标的主要结构。Chapparo 和 Ranka 将作业表现定义为"感知、渴望、回忆、计划和执行、日常活动、任务和子任务的能力，以自我照顾、生产、休闲和休息为目的，响应内部和（或）外部环境的需求（P.4）"。

　　这个定义为理解这一模式及其一些独特的方面提供了重要线索。定义的第一部分涉及到感知和渴望，并指出在模式中包含和聚焦个人的主观经验。该模式承认，作业表现取决于个人对世界的感知和体验以及他在其中的位置。根据这一定义，作业表现取决于人们意识到需要执行作业并形成这样做的欲望。作业角色的概念有助于解释这种需要和欲望是如何产生的。人们通过他们的作业表现来履行他们生活中的作业角色。令人满意的角色并不是人们认为需要和渴望作业表现的唯一原因，例如，他们可能只是喜欢它。但作业角色对产生需求和欲望的过程有着重要的影响，因为作业角色通常是"社会参与和生产性参与"（Chapparo and Ranka，1997，P.4）的载体。虽然人们在塑造其作业角色方面的作用是众所周知的，但在整个 OPMA 中，非常强调外部环境对作业行为的影响。

　　Chapparo 和 Ranka（1997）解释说，作业角色是由人、环境和作业表现之间的独特的相互作用决定的，是通过需要和（或）选择确立的，并随着年龄、能力、经验、环境和时间的变化而变化。每个人都有独特的角色结构，根据其生活环境、目标和愿望，对作业表现产生特定的要求。这些也会随着个人的生命历程和环境的变化而改变。由于作业角色生存于内、外部环境，因此，作业角色既影响环境又受其影响。例如，外部环境将影响个人对其作业履行角色的选择程度，个人将根据自己的兴趣、能力、需要及愿望承担和执行作业角色。

"回忆、计划和执行"是作业表现定义的第二部分。它们将我们的注意力集中在执行所期望的或认为必要的作业的能力上。该模式认为，作业表现需要"维持有效的生理、心理和社会功能的能力"（P.10）。作业治疗师发展了将作业和任务分解为其组成部分，并分析完成这些任务所需的能力和技能。定义的这一部分指出了回忆和计划的认知要求，以及执行特定作业可能需要的更广泛的表现成分。因为作业表现成分既与执行者的视角有关，也与任务的需求有关，在这个模式中，作业分析需要考虑个人能力与任务需求的匹配程度。

在定义作业表现时，作者将表现和作业的定义结合了起来。这个定义的表现方面明确了作业表现所涉及的过程，包括回忆、计划和执行人们想要和需要做的事情的能力。然而，作业表现定义的最后一部分侧重于作业，指向人们做什么。作业被定义为"为了自我照顾、生产、休闲和休息而有目的和有意义地参与角色、日常活动、任务和子任务"（P.4）。这个定义关注的是人们做什么，以及这些作业在他们的生活中所服务的目的。

这个定义将作业描述为一个过程而不是一个实体。也就是说，它表明作业是"有目的和有意义地参与"的过程，而不是人们参与的事物（角色、日常活动、任务和子任务）。因此，当人们为了满足与表现领域相关的需求而从事角色和任务时，他们就参与了作业过程。

该定义的最后一部分是"内部和（或）外部环境的需求"（P.4）。这一部分的定义强调，人们所扮演的角色和从事的活动既受自身技能、能力、兴趣和愿望的影响，也受外部环境要求的影响。这两个环境（内部和外部）相互影响的假设是该模式的核心。正如 Chapparo 和 Ranka 所说："因此，对角色表现的能力和满意度是基于内部和外部对表现的感知"（P.4）。

模式发展简史

正如本书接下来回顾的许多实践模式一样，培训作业治疗师的特定机构需要一个理论框架来指导课程的需求，这是推动 OPMA 发展的动力。本案例中所指的机构是澳大利亚的悉尼大学。作者表示，该模式的发展是从 1986 年开始的："当时很明显，坎伯兰健康科学学院（现为悉尼大学）作业治疗应用科学学士学位课程内容中使用的现有作业表现概念需要扩展，以更充分地反映人类作业和作业治疗实践的本质"（Chapparo and Ranka, 1997，P.1）。

Chapparo 和 Ranka（1997）解释说，这所作业治疗学院每 5 年需要进行一次课程改革，从 20 世纪 70 年代中期到 90 年代中期，课程设置发生了很大变化。他们解释说，这一时期的变化导致了"课程理论框架的发展，该框架有两个完整的概念驱动力"（P.24）。它们是：①以问题为基础的成人学习教育模式；②运用作业表现和职能的概念来组织课程内容。

正如 Chapparo 和 Ranka 所说："模式的建立过程最初是由课程改革推动的，随后由作者开发了一个与澳大利亚作业治疗实践相关的作业表现模式"（P.24）。他们还说，1997 年，OPMA 模式还处于"概念已经发展、分类和关联，但尚未充分评价或检验"（P.2）的发展阶段。

该模式的发展分为 5 个阶段。

1. 1989—1990 年，文献回顾期。这一过程促进了以作业表现为中心的模式的发展，该模式有两个层次，大概为作业表现领域和作业表现成分。

2. 1990—1991 年，在神经病学和成人康复实践领域对该模式进行"实地测试"（P.28）。这导致了在模式中增加了第三个层次，大概为作业角色。作者还增加了作业环境的概念，为围绕模式的 3 个层次的构建提供了可能。

3. 1991—1992 年，在急症护理、儿科和成人康复中实地测试三级模式。这一阶段促使该模式增加了第四个层次，即身体、心理和精神的核心要素。作者还列举了"基本原理和假设的发展"（P.28）作为这一阶段的成果。

4. 1992—1994 年，使用作业表现、作业表现领域、作业表现成分、作业角色、作业环境和核心要素这 6 个结构对四层模式进行实地测试。这个实地测试是在成人康复、社区、儿科实践、精神病学和作业治疗管理等实践领域进行的。在此阶段，人们接受了四层模式，并进一步增加了空间和时间两个结构。

5. 1994—1996 年，为最后一个阶段，此阶段被描述为"正在进行的实地测试"（P.28）。通过使用提供给作业治疗师的书面例子，在实践中巩固和完善这些结构。在模式发展的实地测试阶段所使用的方法包括继续专业教育讲习班，使用"干预方案"。在"干预方案"中，使用客户和案例研究的录像带作为刺激，让从业者计划干预并在自己的实践中讨论使用。使用特定的任务来引出从业者"关于人类潜力、健康、作业和作业治疗"的信念（P.35），发展"个人实践参考框架"（P.35）。

尽管 1997 年出版了一本专著，其中包括了许多关于该模式的论文和报告，但目前该模式的主要提供方式是通过其网站（http://www.occupationalperformance.com）。此外，在 OPMA 的基础上，还设计了一些评估方法，其中包括任务分析的感知、回忆、计划、执行系统（PRPP）和表现比较分析（CAP）。

总结

OPMA 提供了一个很好的例子,说明了 20 世纪 90 年代中后期发生在作业治疗模式实践中的趋势。与 OP 模式相比,它突出了生物医学方法和生物－心理－社会学方法之间的差异,前者强调身体及其功能和功能障碍的规范观点,后者对人采取更全面的方法,考虑人类健康和经验的生物、心理和社会方面。它还通过内部环境和外部环境的概念,开始"模糊"人与环境之间的界限,从而形成了与第四章中提出的生态学模式之间的桥梁。

记忆辅助

见专栏 3.2。

专栏 3.2　OPMA 记忆辅助

个人想要或者需要扮演什么样的作业角色?

对于每个角色

■ 个人将使用哪个表现领域来对该角色进行分类?

■ 个人要完成这个角色需要什么样的日常活动、任务和子任务?

■ 这些日常活动、任务和子任务的执行需要哪些表现成分(人的能力和活动需求)?

■ 物理、感觉、社会和文化环境将如何影响这一角色的表现,并将如何受到该角色的影响?

作业治疗经典模式及实践应用

主要作品

Chapparo, C., Ranka, J., 1997. OPM: Occupational Performance Model (Australia), Monograph 1. Occupational Performance Network, Castle Hill, NSW.

Chapparo, C., Ranka, J., 1996. Research development. In: Chapparo, C., Ranka, J. (Eds.), The PRPP research training manual: continuing professional education. Edition 2.0, Chapter 9. Available at http://occupationalperformance.com/Index.php?/au/home/assessments/prpp/the_perceive_recall_plan_perform_prpp_system_of_task_analysis.

OPMA website. Available at http://www.occupationalperformance.com

作业适应（OA）模式

本章提出的第3个模式为作业适应（OA）模式（1992年由Schkade和Schultz首次发表）。这个模式被纳入本章是因为它强调作业治疗的基本概念——作业、适应和控制——也因为它是基于对这些概念的规范假设。就像生物医学是基于对身体的规范性观点，OA将适应理解为一个规范的过程。然而，OA模式不同于本文中介绍的其他模式，因为正如其名称所示，它的重点是作业适应而不是作业表现。它通过将作业表现概念化为一种行为结果和将作业适应概念化为普遍化的内部过程来区分这两个概念。

在该模式的各种介绍中，强调了OA过程的"规范性"性质，这意味着作业适应是一个贯穿人类整个生命周期的正常过程，而不是只有在疾病、压力或残疾需要作业适应时才发生。因此，在许多出版物中，鼓励读者将该模式应用于自己的生活中。例如，Schkade和McClung（2001）说："我们建议，希望在干预中使用这一观点的治疗师应该首先在他自己的生活角色适应挑战方面尝试一下，以增强个人对该模式的理解"（P.2–3）。

主要概念和术语定义

OA模式的目的是为概念化过程提供一个框架。在这个过程中，人类会对自己所处的环境做出适当的反应。该模式的名字来源于作业和适应两个概念的结合，这两个概念都是作业治疗中的基础概念。Schultz和Schkade（1997）将适应定义为：一个人在遇到作业挑战时对环境反应的变化。正如他们所说："当个人的习惯反应不足以应对某种程度的挑战时，就会产生这种反应变化"（P.474）。他们对适应的定义包括两个重要方面：反应变化的需要和控制的观点。

在强调"反应变化的需要"时，Schultz（2009）认为大多数作业治疗都是基于这样的假设，即随着患者的功能越来越好，他们的适应能力也会越来越好（P.463）。然而，Schultz 和 Schkade（1997）强调功能和适应不是一回事，功能的增强不一定意味着适应的增强。治疗师可能错误地认为，随着患者获得更多的功能性技能，或者开始使用辅助设备，适应就会随之发生。然而，个体内部的适应可能并没有改变（P.460）。他们的定义和讨论表明，作业适应应该是在个体内部发生的过程。

支撑该模式的第二个概念是"控制"。它是基于这样一种假设：个体渴望对自己的作业活动有控制力，环境也需要有主体来控制，以及个体与环境相互作用的过程中也需要有控制。这些关于控制理论的组合，形成了该模式图示的起点（图3.3）。该图是作业适应过程的"定格草图"（Schkade and Schultz，2003，P.183）。它描述了作业适应过程，使该过程的组成部分能够被深入分析。然而，他们指出，该过程实际上运行得很快，因为个体通常需要同时应对多重作业挑战，该图仅代表其中一种挑战过程。实际上，可能需要更多的转换。

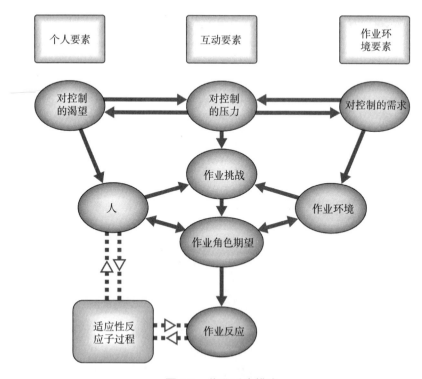

图3.3 作业适应模式

该模式包含"3个重要的要素：人、作业环境及其相互作用"，并为每个要素提供了一个"恒定因素"（Schultz，2009，P.465）。这 3 个要素在图中用三列表示，个人要素和作业环境要素在两边，中间是互动要素。该图从每栏中的第一个圆开始，概述了相关的恒定因素（或关于控制的假设）。也就是说，在图的左边，个人要素的下面，恒定因素是对控制的渴望；在右边，作业环境要素下面，恒定因素是对控制的需求；在中间的互动要素下面，是对控制的压力。这些概念被描述为"动态的、不断变化的"（P.465）状态，它们是相互影响的。正是这种对控制的渴望、需求和压力的结合，为人类面对作业挑战和做出适应性反应提供了动力。适应性反应是通过作业参与来实现的。

Schultz（2009）在解释该模式中个人要素（也称为作业适应过程的内部因素）时，将个体对控制的渴望，作为"作业适应过程中的一个恒定因素"（P.465），因为它总是存在的。Reilly 认为，即使在细胞水平上，也有对适应和控制的持续需求，并指出这种渴望是"人类与生俱来的"（P.465）。这种需求的内在本质是该模式的核 心（Schkade and McClung，2001；Schkade and Schultz，1992，2003；Schultz，2009）。人被认为是由独特的感觉运动系统、认知系统和社会心理系统组成的，这些系统受到生物学、遗传和现象学的影响，所有这些都是作业所必需的。

在此模式中，影响人的外部因素是作业环境。对控制的需求被视为是作业环境的恒定因素。正如 Schultz（2009）所说："作业适应理论认为，任何环境都至少有最低程度的控制需求"（P.465）。Schkade 和 Schultz（2003）认为，环境的控制需求取决于它的物理、社会和文化特征。他们指出，如果不能充分掌握应对措施，往好了说是缺乏巩固，往坏了说就是惩罚（P.187）。该模式使用了"作业环境"一词，来强调控制与作业之间的联系，即作业是人们追求控制的载体。因此，作业环境这一术语被认为代表了"个体从事特定的作业和作业角色所处的整体环境"（Schultz，2009，P.465）。

人们履行作业角色的事实，是环境控制需求这一过程的核心。个体所在的环境需求，以及会发生怎样的活动，是由个体所承担的作业活动角色来决定的。Schultz（2009）解释，有 3 种类型的作业环境，分别为工作、娱乐 / 休闲和自我照顾（读者会认识到这些是作业表现模式中的表现领域）。在使用该模式时，Schkade 和 Schultz（2003）提出，作业治疗师需要了解不同个体对环境的特定需求，以便能够设计出适合其作业需求的干预措施。

作业适应过程的第三个要素是内部因素和外部因素（或者说是人和作业环境）之间的相互作用。根据 Schultz（2009）所说："内部因素和外部因素通过作业活动不断地相互作用"（P.465）。与人和作业环境相关的两个常量——对控制的渴望和对控制的需求——两者结合形成了对控制的压力。在图 3.3 中，内部因素和外部因素之间的互动要素位于中间，体现了作业适应的过程。在该过程中，对控制的压力带来了作业挑战。反过来，这种作业挑战"总是暗示对作业角色的期望"（Schkade and Schultz，2003，P.191）。Schultz（2009）以这样的方式解释了这一过程：个体的作业角色期望和环境的作业角色期望相互交叉，以应对个体经历的独特作业挑战出现的适应性需求。个体对发生的情况做出内部适应性应答，然后产生作业反应。该作业反应的结果是可观察到的适应（P.465，斜体文字）。这种反应可能是一种行动或行为。

OA 模式可以被概括为两个主要部分。第一部分是前文所描述的从掌握要求转变为对作业的反应。这个过程在图 3.3 中由中间（互动要素）以及两侧顶部的椭圆阴影表示，左边是对控制的渴望和个人要素，右边是对控制的需求和作业环境要素。第二部分详细描述了个体做出适应性应答的过程。这些被称为"子过程"（Schultz，2009，P.465），由图 3.4 中的左框表示。图 3.4 提供了子过程的详细信息。这 3 个子过程都是人的内部因素。

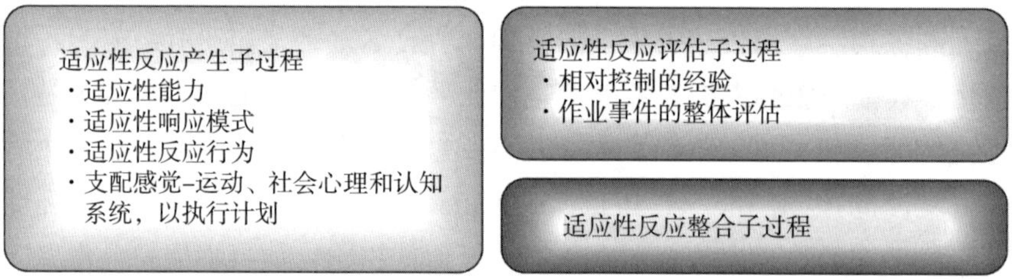

图 3.4　适应性反应子过程

这 3 个子过程分别是适应性反应产生子过程、适应性反应评估子过程和适应性反应整合子过程。这些子过程包括对适应性反应的生成、评估和整合。首先，适应性反应产生子过程让个体对作业挑战及其随之而来的作业角色期望产生应答。该过程有两个阶段，称为适应性反应机制和适应性完整形态。第一阶段详细说明了个体是如何准备好做出应答的。在第二阶段，个体"支配自己的个人系统（感觉 – 运动、社会心理和认知系统）来执行反应"（Schultz，2009，P.467）。因此，反应生成的过程需要个体准备和执行该反应。

读者可以参考关于该模式的出版物，这些出版物提供了关于子过程的更多细节。Schkade 和 Schultz（2003）提供了关于该模式每个元素和子过程的具体细节。为简单起见，本文只提供摘要。

在准备做出应答时，个体会使用适应性能力。例如，他们可能会直接思考一个问题，也可能在做其他事情的同时考虑这个问题。无论哪种方式，个体都在投入精力做出适应性反应。个体还需要选择"他们通过生活经验建立的适应性模式或策略"（Schultz，2009，P.467）。这些可以是新策略、现有策略或现有策略的改进策略，这个过程被称为适应性反应模式。个体也将从适应性反应行为中进行选择，这些行为被认为是"超稳定、高度机动和具有策略性的"（P.467）。这些行为的特征分别是：有序持续进行的，在不同行为之间快速传导的，以及两者的结合。一旦个体使用这 3 个要素为产生反应做准备，个体就会收集他们独特的感觉 – 运动、社会心理和认知能力并做出反应。

Schultz（2009）认为，个体"会对作业挑战产生一种内部适应性反应"（P.467），作业反应是这种内部反应的产物。她还解释说："虽然适应性反应不能被直接观察到，但它确实在作业反应中发挥作用。通过仔细观察和分析个体完成任务的方式、解决问题的方法及由此产生的结果，可以很容易地获得内部适应性反应的本质"（P.467）。

作业反应一旦产生，个体就需要评估其质量。这一过程被称为适应性反应评估子过程。因为作业反应是对控制的渴望、需求和压力的结果，所以用来评估作业反应质量的标准是相对控制。这个术语强调：相对于在特定作业角色背景下，如何应对作业挑战所做出的作业反应来说，每个个体的经验掌握都是独特的。该模式提出了 4 个标准，个体通过这些标准来评估相对控制程度，4 个标准分别是：效率（时间、精力、资源的利用）；有效性（达到预期目标的程度）；自我满足和对社会的满意度（P.467）。每个标准分为阴性、阳性和中性。以上评价标准也可用于判断总体作业反应的适应性。如果应用适应术语的话，这 3 个标准分别被标记为不适应（消极）、稳态（中性）和适应（积极）。

最后一个过程是适应性反应整合子过程。作业反应只有产生整合能力时，才会成为适应性反应。这个过程需要记忆和反思。对作业反应的积极或消极评价可以导致该反应的整合。导致积极结果的作业反应的记忆可以作为未来可能有用的策略存储在记忆中。同样，被评价为负面的作业反应可以促使人们反思为什么得到了特定的结果，以及在未来类似的情况下可能采取不同的做法。Schkade 和 Schultz（2003）阐明："整合的形成不是取决于个体对技能的掌握，而是对适应能力的运用……如果没有能够预测结果的适应能力，个体只剩下一系列特定的技能，这些技能的适应性是特定的，不是普遍的"（P.207）。

总之，这 3 个子过程通过以下方式对流程进行了解释：一个人对作业挑战产生并执行反应，评估它，然后从经验中总结。这一系列子过程使个体能够适应经验并从中学习，从而能够更有力地应对未来的作业挑战，产生作业适应。

模式发展简史

　　该模式是由美国得州女子大学作业治疗学院开发的，作为建立她们研究项目和作业治疗博士项目的框架，正如 Schultz（2009）所解释的那样，该小组面临的挑战之一是该项目将如何为作业治疗的学科和实践做出贡献。根据 Schkade 和 Schultz（2003）的说法，教职人员决定她们研究项目的重点应该是作业和适应的概念，因为这两个概念"在历史上具有重要意义，是作业治疗的核心"（P.183）。因此，她们的理论参照框架被称为 OA。从 1994 年（博士项目成立）到 2007 年，共有 30 名学生从该项目毕业（Schultz, 2009）。

　　教师们以不同的方式在 OA 框架下进行研究，一些教师使用了定性扎根理论方法论（Schkade 和 Schultz 列举了：Spencer et al., 1998; Spencer and Davidson, 1998; Spencer et al., 1999; White, 1998），同时 Schkade 和 Schultz 则与被称为 OA 的模式联系在一起，因为他们"被要求将团队对 OA 的概念化发展作为博士项目的核心观点"。Anne Henderson、Lela Llorens 和 Kathlyn Reed 被要求在这一过程中提供持续咨询。据 Schultz（2009）报道，OA 在 1992 年作为一个参考框架被引入，并于 2003 年作为"作业治疗实践和研究的全局理论"（P.463）。

　　Schultz（2009）强调了 OA 所基于的这些思想的历史传承的重要性。他指出，这一理论知识的传承可以追溯到 William Dunton（1913）和 Adolf Meyer（1922）的著作（P.463）。另一位作业治疗学家 Mary Reilly 的作品也影响了这个模式，她的"掌握人类健康和幸福的重要性"是这个模式的核心概念。

　　Schkade 和 Schultz（1992）也强调了该作业治疗模式的传承，列出了"与所提出的 OA 结构具有相似性"的 4 个理论，分别是：Gilfoyle、Grady 和 Moores 的空间适应模式（1990），Reed 的作业适应模式（1984），Kielhofner 的人类作业模式（1985），Nelson 的作业模式（1988）。然而，他们没有概述这些模式在哪些方面与 OA 模式有相似之处以及如何相似。

　　自 1992 年早期提出以来，OA 模式并没有发生太大的变化（与本书中回顾的其他模式相比），Schkade 和 Schultz 以及其他作者已经撰写了出版物，这些出版物主要是澄清一些概念，而不是发展该模式。Schkade 和 McClung（2001）的书侧重在实践中应用该模式。其他出版物对这种模式的概述更加简短（如 Schultz, 2009）。

作业治疗经典模式及实践应用

总结

　　与本书中提出的许多其他实践模式不同，OA 侧重作业适应而不是作业表现，它将作业表现认为是一种行为结果，可能导致也可能不会导致作业适应，而作业适应被认为是一种内部过程。该模式假设人们对控制的渴望与环境对控制的需求之间相互作用，从而产生了控制的压力。反过来，这种压力又制造了作业挑战。人们可以使用子过程适应性地对这个挑战做出反馈，子过程可以使他们产生反应、评估反应以及整合反应。整合反应可以使人从特定实例中进行归纳。在这种类似的情况下，人们可能会选择再次使用这个反应，也可能不会。这种作业适应过程被认为是快速且重复的，因为人们通常同时应对多个作业挑战。

记忆辅助

　　见专栏 3.3。

专栏 3.3　作业适应（OA）记忆辅助

个人目前面临什么样的作业挑战？

对于每个角色

■ 人们的渴望对控制起到怎样的作用？

■ 环境的需求对控制起到怎样的作用？

■ 对控制的渴望和需求是如何结合到一起对控制产生压力，从而带来这些作业挑战的？

■ 这些作业挑战将如何影响作业角色的期望？

对于每个角色

■ 是否可以改变当前的角色期望，从而成功地实现期望，如果可以，人们或者环境需要进行怎样的改变？

作业反应

■ 需要什么样的作业反应才能使人们在相关的环境中达到他的角色期望？

■ 人们要在多大程度上产生、评估和整合这些作业反应，如果需要，可以做些什么来改进这个过程？

主要作品

Schkade, J.K., McClung, M., 2001. Occupational Adaptation in practice: Concepts and cases. Slack, Thorofare, NJ.

Schkade, J.K., Schultz, S., 1992. Occupational Adaptation: Toward a holistic approach to contemporary practice, Part 1. Am. J. Occup. Ther. 46, 829–837.

Schkade, J.K., Schultz, S., 2003. Occupational Adaptation. In: Kramer, P., Hinosa, J., Royeen, C. (Eds.), Perspectives in human occupation. Lippincott Williams & Wilkins, Philadelphia, PA, pp. 181–221.

Schultz, S., 2009. Theory of Occupational Adaptation. In: Crepeau, E.B., Cohn, E.S., Boyt Schell, B.A. (Eds.), Willard & Spackman's occupational therapy, eleventh ed. Lippincott Williams & Wilkins, Philadelphia, PA, pp. 462–475.

Schultz, S., Schkade, J.K., 1992. Occupational Adaptation: Toward a holistic approach to contemporary practice, Part 2. Am. J. Occup. Ther. 46, 917–926.

Schultz, S., Schkade, J.K., 1997. Adaptation. In: Christiansen, C., Baum, C. (Eds.), Occupational therapy: Enabling function and well–being, second ed. Slack, Thorofare, NJ, pp. 458–481.

结论

在本章中，我们回顾了 3 种作业治疗的实践模式，分别为 OP 模式、OPMA 模式和 OA 模式，前两种模式来自传统的作业治疗理论。作业治疗理论详细地描述了影响人们作业表现的内在能力，它们最初被称为表现成分。"表现成分"

这个术语一直存在于作业治疗的思想和论述中。前两种模式的主要区别之一是，OPMA 强调内在固有的生物－心理－社会因素。

作业治疗论述的第二个重要概念是对环境的适应和控制。OA 模式的核心是作业和适应的概念。OP 模式关注的是作业表现，而 OA 模式是将作业表现和环境适应区分开来。

在第四章中，提出了 3 个以环境为重点的模式，这 3 个模式分别为：人－环境－作业－表现（PEOP）模式、人－环境－作业模式（PEO）、人类行为生态学模式（EHP）。虽然环境是本章节提出的 3 种实践模式的重要组成部分，但在下一章后两种实践模式通常被称为生态学模式，因为它们将人和环境概念化为不可分割的整体。

在某种程度上，OPMA 和 PEOP 都可以被视为第三章和第四章模式的连接。首先，OPMA 提出了一种对环境的理解，即环境与人相互交织、相互影响，因此可以放在生态学模式中。但是，由于其结构借鉴了传统的作业表现，所以放在本章中与 OP 模式进行比较。同样，PEOP 将人与环境概念化为比其他两种生态学模式更加独立的概念，并将作业和表现作为人与环境相互作用的媒介。然而，与 OA 模式不同的是，它并没有将人与环境作为一个整体呈现出来。在第四章中，我们将 PEOP 放在开头，因为它有助于为本章的模式和下一章包含的生态学模式提供一个桥梁。

参考文献

American Occupational Therapy Association (AOTA), 2002. Occupational therapy practice ramework: Domain and process. Am. J. Occup. Ther. 56, 609–639.

American Occupational Therapy Association (AOTA), 2008. Occupational therapy practice framework: Domain and process. Am. J. Occup. Ther. 62, 625–683.

Chapparo, C., Ranka, J., 1997. The Occupational Performance Model (Australia): A description of constructs and structure. In: Chapparo, C., Ranka, J. (Eds.), Occupational Performance Model (Australia): Monograph 1, Occupational Performance Network, Lidcombe, NSW.

Christiansen, C., Baum, C., 1997. Understanding occupation: definitions and concepts. In: Christiansen, C., Baum, C. (Eds.), Occupational therapy: Enabling function and well–being, second ed. Slack, Thorofare, NJ, pp. 3–25.

Department of National Health & Welfare (DNHW) & Canadian Association of Occupational Therapists (CAOT), 1983. Guidelines for the client–centred practice of occupational therapists. Cat. H39–33/ 1983E, Ottawa, ON.

Dunton, W., 1913. Occupation as a therapeutic measure. Med. Rec. 3, 388–389.

Gilfoyle, E., Grady, A., Moore, J., 1990. Children adapt. Slack, Thorofare, NJ. Kielhofner, G., 1985. A model of human occupation: Theory and application. Williams & Wilkins, Baltimore, MD.

McHugh Pendleton, H., Schultz–Krohn, W., 2006. The occupational therapy practice framework and the practice of occupational therapy for people with physical disabilities. In: McHugh Pendleton, H., Schultz–Krohn, W. (Eds.), Occupational therapy: Practice skills for physical dysfunction, sixth ed. Mosby, St Louis, MI, pp. 2–16.

Meyer, A., 1922. The philosophy of occupational therapy. Arch. Occup. Ther. 1, 1–10.

Nelson, D., 1988. Occupation: Form and performance. Am. J. Occup. Ther. 42, 633–641.

Pedretti, L.W., 1996. Occupational Performance: A model for practice in physical dysfunction. In: Pedretti, L.W. (Ed.), Occupational therapy: Practice skills for physical dysfunction, fourth ed. Mosby, St Louis, MI, pp. 3–12.

Pedretti, L.W., Early, M.B. 2001. Occupational performance and models of practice for physical dysfunction. In: Pedretti, L.W., Early, M.B. (Eds.), Occupational therapy: Practice skills for physical dysfunction, fifth ed. Mosby, St Louis, MI, pp. 3–12.

Reed, K., 1984. Models of practice in occupational therapy. Williams & Wilkins, Baltimore, MD.

Schkade, J.K., McClung, M., 2001. Occupational Adaptation in practice: Concepts and cases. Slack, Thorofare, NJ.

Schkade, J.K., Schultz, S., 1992. Occupational Adaptation: Toward a holistic approach to contemporary practice, Part 1. Am. J. Occup. Ther. 46, 829–837.

Schkade, J.K., Schultz, S., 2003. Occupational Adaptation. In: Kramer, P., Hinosa, J., Royeen, C. (Eds.), Perspectives in human occupation. Lippincott Williams & Wilkins, Philadelphia, PA, pp. 181–221.

Schultz, S., 2009. Theory of Occupational Adaptation. In: Crepeau, E.B., Cohn, E.S., Boyt Schell, B.A. (Eds.), Willard & Spackman's occupational therapy, eleventh ed. Lippincott Williams & Wilkins, Philadelphia, PA, pp. 462–475.

Schultz, S., Schkade, J.K., 1992. Occupational Adaptation: Toward a holistic approach to contemporary practice, Part 2. Am. J. Occup. Ther. 46, 917–926.

Schultz, S., Schkade, J., 1997. Adaptation. In: Christiansen, C., Baum, C. (Eds.), Occupational therapy: Enabling function and well–being, second ed. Slack, Thorofare, NJ, pp. 459–481.

Spencer, J., Davidson, H., 1998. Community adaptive planning assessment: A clinical tool for documenting future planning with clients. Am. J. Occup. Ther. 52, 19–30.

Spencer, J., Daybell, P.J., Eschenfelder, V., Khalaf, R., Pike, J.M., Woods–Pettitti, M., 1998. Contrasts in perspectives on work: An exploratory qualitative study based on the concept of adaptation. Am. J. Occup. Ther. 52, 474–484.

Spencer, J., Hersch, G., Eschenfelder, V., Fournet, J., Murray–Gerzik, M., 1999. Outcomes of protocol–based and adaptation–based occupational therapy interventions for lowincome elderly persons on a transitional unit. Am. J. Occup. Ther. 53, 159–170.

White, V.K., 1998. Ethnic differences in the wellness of elderly persons. Occup. Ther. Health Care. 11, 1–15.

作业治疗经典模式及实践应用

第四章 人－环境－作业模式（PEO）

章节目录

人－环境－作业－表现模式（PEOP） ···························· 82

主要概念和术语定义 ·· 82

内部和外部因素 ·· 84

模式发展简史 ·· 86

总结 ··· 88

记忆辅助 ·· 88

主要作品 ·· 90

人－环境－作业模式（PEO） ······························· 91

主要概念和术语定义 ·· 91

模式发展简史 ·· 95

总结 ··· 96

记忆辅助 ·· 97

主要作品 ·· 98

人类行为生态学模式（EHP） ······························ 98

主要概念和术语定义 ·· 98

干预措施 ·· 100

模式发展简史 ·· 101

总结 ··· 102

记忆辅助 ·· 102

主要作品 ·· 104

结论 ··· 104

参考文献 ·· 104

与大多数作业治疗模式一样，本章回顾的模式集中于人、环境和作业对人们在日常生活中的行为能力的影响。然而，与上一章所述的模式［作业表现模式（澳大利亚）］相比，本章所述的模式在更大程度上强调了环境的重要性。Baum 和 Christiansen（2005）将这些类型的模式定义为人－环境－作业模式（PEO），Brown（2009）将其描述为生态学模式，此外它也被描述为交互模式，因为它们强调了在从事作业时，人与环境之间发生的相互作用。本章回顾的 3 个模式分别是 Christiansen 和 Baum 提出的人 – 环境 – 作业 – 表现模式（person–environment–occupation–performance，PEOP）、Law 等的人 – 环境 – 作业模式（person–environment–occupation，PEO）和 Dunn 等的人类行为生态学模式（ecology of human performance，EHP）。

人 – 环境 – 作业 – 表现模式（PEOP）

我们把这个模式放在本章的开头，因为它像是在作业表现（occupational performance, OP）模式和生态学模式之间架起的一座桥梁，充当了 OP 模式详细分析个人能力的一座桥梁。然而，OP 模式对环境的关注相对较少，而 PEOP 模式提供了分析环境的详细方法。Brown（2009）将 PEOP 模式描述为生态学模式。然而，正如本章后面所讨论的，该模式不同于本章中介绍的其他两个模式，它将人、环境和作业之间的关系进行了概念化。在讨论这三者之间的关系时，另外两个模式强调人、环境和作业不应该被分开考虑。PEO 强调三者之间的交互关系（而不是互动的关系），EHP 认为应该通过它来观察人和作业。尽管与其他一些作业治疗模式类似，但 PEOP 将人和环境概念化为作业（以及表现和参与）的结合。也就是说，作业是人与作业联系的媒介。与 PEO 相比，PEOP 是互动式的，而不是交互式的。

主要概念和术语定义

PEOP 模式被描述为"一种以人为中心的模式，旨在改善个人、组织和群体的必要和有价值的日常作业表现，以及他们对周围世界有意义的参与"（Baum and Christiansen，2005，P.244）。这一定义阐述了两个概念的重要性：作业表现和日常活动参与。虽然许多作业治疗模式明确地将提高作业表现作为第一个主要目标，但 PEOP 模式明确地将提高参与度作为第二个主要目标。该模式明确指出作业表现的目标是使人们能够参与到社会、文化、金融和政治世界中去，个人和组织都被包含在内。因此，该模式的一个主要贡献是它承认作业表现本身可能不是目的，但可以通过其促进参与的作用而获得意义。

该模式的重点是一个人与其环境之间的复杂互动，这会影响其作业表现和参与度。这种相互作用构成了作业的基础，因为其内部因素和外部因素分别为人们所从事的工作奠定了基础。内部因素（神经行为、生理、认知、心理和情感、精神因素）和外部因素（建筑、自然和文化环境、社会因素、社会和经济体系）可以"支持、促成或限制"（Baum and hristiansen，2005，P.244）个人、组织和群体的表现。

正如其标题所示，该模式的4个组成部分为人、环境、作业和表现。图4.1显示了本书出版时可用的最新图表。考虑该模式的一种有用方法是将4个组成部分（和图表）解释为位于三维空间中。在人与环境（第一层）的基础上是作业和表现（第二层），再往上是作业表现和参与（第三层）。首先，人和环境以相互影响的方式相互作用，构成了人们行为的基础。"人"的概念包括一个人可能具有的各种能力（神经行为、心理等），这些能力可以影响一个人能够做什么和倾向于做什么。这些被称为内部因素。环境还具有可能影响表现的特性（外部因素）。外部因素包括周围环境的物理、文化和社会方面。

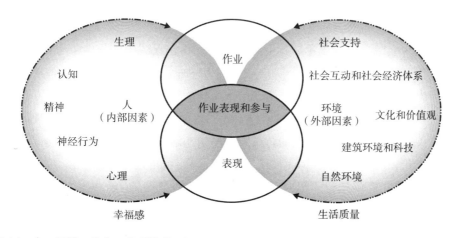

图4.1　人－环境－作业－表现模式。Christiansen CH, Baum CM, Bass–Haugen J. *Occupational Therapy: Performance, Participation and Well-Being,*, Thorofare, NJ: SLACK Incorporated; 2005. 经 SLACK 公司许可转载

PEOP 模式的第二层包括作业表现成分，即作业和表现。该模式明确区分了作业、表现和作业表现的概念，最后一个概念位于第三层。Christiansen 和 Baum（2005）将作业定义为"人类的追求，即：①有目标导向或有目的的，②在他们如何完成和与谁一起完成的情境下被执行的，③可以被执行者和其他人所认同，④对执行者具有个人意义，以及与其他人共享的意义（P.5）。他们提出，作业可以根据做了什么、怎么做、为什么做、在哪里做、什么时候做来分类。然而，这

里需要注意的是，作业与表现并不相同。表现指的是从事作业时的实际行为。正如 Baum 和 Christiansen（2005）所说："要做到这一点，就必须执行一项行为或任务。表现可以来自个人内在的能力，也可以来自环境提供的支持或两者的结合"（P.246）。

该模式的顶层，以及前几层的顶点，包括作业表现和参与。如图 4.1 所示，作业表现和参与是作业和表现重叠的结果。Baum 和 Christiansen（2005）指出，当"作业"和"表现"这两个词结合在一起时被称为"作业表现"，它描述了对个人有意义的行为，因为个体会关心自己、他人、工作、娱乐，并充分参与家庭和社区生活（P.246）。在区分作业、表现和作业表现时，他们强调了人在其角色背景下作业表现的意义和目的。因此，他们认为作业表现是"参与的核心要素"，将作业表现置于有意义的环境中，并在个人更广泛的社会背景下有目的的参与。

Baum 和 Christiansen 提出的作业相关行为和支持能力等级（2005；Christiansen and Baum，1997a）对于理解作业、表现以及作业表现之间的区别至关重要。这种层次结构将角色、作业、任务、行为和能力按复杂程度从高到低排列。正如"作业是有目的的"（Baum and Christiansen，2005，P.252），这一层次结构的前 3 个层次——角色、作业和任务——将在模式中的作业部分被概念化，因为它们与目的相关。下一个层次——行为——将在模式中的表现部分得到关注，因为它们没有单独的目的。这一层次结构的最低层次——能力——将在模式中的人这一部分被考虑，因为它们位于人的内部（作为内部因素）。所有这些与作业有关的行为都发生在特定的背景或环境中，这些背景或环境可以支持、促成或限制作业和任务的执行，从而影响人们对日常活动的参与。

PEOP 模式提供了位于第一层的人和环境的详细信息。作业治疗实践中的一项主要任务是对人和环境进行分析，以促进作业表现和参与。因此，这一模式提供了大量的细节，以指导作业治疗师进行这样的分析。影响一个人能力的因素称为内部因素，那些与作业表现和参与相关的因素称为外部因素。

内部和外部因素

本模式中列出的内部因素（Baum and Christiansen, 2005）包括生理、认知、精神、神经行为和心理。

（1）生理因素与一个人的健康有关。它包括"耐力、柔韧性、运动和力量等能力"（P.247），是执行许多任务所必需的。生理因素有助于维持健康和幸福，并可以通过体育活动来增强。

（2）认知因素对于"学习、交流、采取行为和观察"至关重要。包括语言理解和产生的机制、模式识别、任务组织、推理、注意力和记忆力"（P.247）。作者认为，作业治疗师需要了解经验如何影响神经系统，以及如何利用作业表现促进认知康复。并强调，作业治疗师对认知的关注不应局限于客户有认知障碍的情况，而是应关注特定作业在整个生命周期中维持和促进这些技能的方式。他们说："认知和作业之间的联系应该是用于增进和维持健康的干预措施的一个核心方面"（P.247）。

（3）精神因素指的是意义问题。不同的对象和事件对人们都有意义，正如Baum 和 Christiansen 所说："当这些意义有助于更好地理解自我和一个人在世界上的位置时，它们可以被描述为精神因素"（P.248）。意义的创造需要一系列的内在因素，如心理因素和认知因素。意义既是共享的，又是个体的，社会的共享意义影响着个体对事件或情境的意义，而意义又依赖于个体的视角和经验。作者指出，日常语言依赖于文化的共享意义，但也影响着思想。

（4）神经行为因素是指作为表现基础的感觉和运动系统。正如 Baum 和 Christiansen 所说："控制运动、调节感觉输入、协调和整合感觉信息以弥补感觉运动缺陷以及通过行为改变神经结构的能力，都是影响和支持作业表现（和参与）的重要特征"（P.248）。作业治疗师可以通过分析和使用基于神经行为学原理的干预措施帮助人们从事作业并参与日常生活。

（5）心理因素包括"影响注意力的人格特质（兴趣、价值和态度）、动机影响，以及个人用来影响其行为、如何解读事件及如何塑造自我认同感的内在过程"（P.247）。正如这个定义所表明的，心理因素会影响作业的选择、意义的解释以及个人对自己的看法和感受。这些过程都会影响作业表现。

模式中列出的外部因素包括社会支持、社会互动和社会经济体系、文化和价值观、建筑环境和科技、自然环境。各种外部因素通过提出要求或提供支持来影响作业表现和参与。

（1）社会支持是个人体验到的，而不是观察到的，所需的社会支持因人而异。已经确定有 3 种类型的支持。这些支持包括：实际支持、信息支持和情感支持。实际支持包括提供实际帮助或支持的行动或措施，通常称为工具性支持。信息支持包括提供建议、指导和（或）知识和技能培训。情感支持包括传达尊重和归属感，还包括提供情感指导。

（2）社会互动和社会经济体系指的是社会结构会影响特定个人可用资源的方式。社会的结构方式对某些群体有利，对另一些群体不利。残疾人在就业等社会参与方面往往处于不利地位。Baum 和 Christiansen 指出，政府和就业政策往往规定了获取工作资源的途径（P.251），并专门为因某种方式被边缘化的人而设立一系列组织，以促进其社会参与。Baum 和 Christiansen 建议，作业治疗师可以倡导改变这些造成了社会限制和降低人们作业表现的社会和经济体系，以帮助这些个体寻找资源来满足他们的迫切需要（P.251）。

（3）文化"是指代代相传的价值观、信仰、习俗和行为。包括社会传播的行为模式、艺术、信仰、制度以及人类所有其他工作和思想的产物"。文化塑造了人们的观点并决定注意力所在，以及对作业的态度和选择。文化存在于社会的各个层面，可以影响个人、组织的态度、信仰和行为。它还可以影响组织（组织文化）等结构。作业治疗师需要了解和关注文化在所有层面的影响，并对与他们一起工作的人的信仰和价值观保持敏感。

（4）建筑环境和科技可以促进或阻碍作业表现。它包括人们建造或开发的空间（私人和公共空间）的各种物理、感官和设计特征。建筑环境和科技的技术特性包括支持活动和休息的工具及家电设备。例如包括许多家庭中常用的电器（如电视机）以及辅助技术设备。

（5）自然环境包括"地理特征，如地形、日照时间、气候和空气质量"（P.250）。有时，自然环境创造了必要的作业（例如，铲雪、步行到目的地）。自然环境的特点会促进和阻碍各种作业的开展。

内部因素和外部因素并非直接起到促进或抑制作用。作业表现和参与取决于与所从事作业需求相关的内、外部因素之间的相互作用。PEOP 提供了有关内部因素和外部因素的大量细节，以支持作业治疗师分析个人的兴趣、技能和能力、环境的需求以及它们如何相互作用以促进或抑制作业表现和参与。

模式发展简史

PEOP 是在《作业治疗：表现、参与和幸福感》（Christiansen et al., 2005）中提出的，这本著作广泛涉及了作业治疗相关内容，并在展示该模式之前向读者介绍了与作业相关的基本假设。因此，PEOP 属于作业和作业治疗概念化的一部分。

该模式于 1985 年开始发展（Baum and Christiansen, 2005）。在 2005 年，该模式被命名为人－环境－作业－表现模式（PEOP），它在出版的 3 个版本中经历了实质性的变化和发展。在每个版本中，它都有不同的名字。在 1991 年的版本中被称为"人－环境－表现"框架（Christiansen, 1991，P.18），并没有被称为模式。在 1997 年，它被称为"人－环境－作业表现模式"（Christiansen and Baum,

作业治疗经典模式及实践应用

1997a）。在 2005 年，它被称为"人－环境－作业－表现模式"。人、环境和表现的概念似乎仍然是该模式的基本组成部分，但标题中强调作业作为一个单独的概念只是最近才出现的。

在这 3 个版本的模式中，作业、表现和作业表现之间的区别都很明显。对其区别的描述可追溯到 Nelson 于 1988 年发表的作品，他解释了作业形式和表现的区别。Christiansen（1991）指出："构成作业背景的所有要素都是 Nelson（1988）所称的作业形式。作业表现包括作业行为"（P.27）。在对 Nelson 作品的改编中，Christiansen 将作业形式概念化为"作业的客观背景，包括材料、周围环境、其他相关人员、时间维度和社会文化背景"（P.26）。

在第 1 个版本中，对行为（表现）和第二个概念（Christiansen 所说的作业形式的适应）之间进行了区分，第二个概念包括所做的事情、做事所处的环境以及该事件对个人的意义。以这种方式，第一版区分了作业表现和作业形式的广义概念，后者被赋予了个人的意义，并发生在特定的背景中。

在第 2 版本中，提出了 3 个概念，即人、环境和作业表现。这个版本强调了作业表现受到一系列复杂因素的影响，也就是说作业具有多个维度（Christiansen and Baum, 1997a，P.49）。Christiansen 和 Baum（1997b，P.6）指出："作业表现由作业的'执行'构成；而作业形式则涉及作业执行的背景"。在第 2 个版本中，明确提出了作业形式的概念涉及人与环境的相互作用。这与 Christiansen 早期对 Nelson 的作业形式概念的解释是一致的，这个概念包含了作业对个人的意义。在第 2 个版本中，作业的概念就像是模式中无形的焦点。借用绪论中提到的窗口的比喻，作业就像一扇窗户，人们可以透过它来观察事物，而不需要把窗户本身明确地描述出来。因此，作业的概念并没有具体包括在模式图解表示中，它存在于模式所包含的 3 个部分——人、环境和作业表现中，并与之不可分割。

在第 1 个版本和第 2 个版本中，作业形式的概念被划分为人和环境（概念上是相互影响的），并与作业表现进行了对比。到第 3 个版本，概念的分离最为显著。在该版本中，个人的能力和行为的背景（社会文化和物质环境）是独立而又相互影响的。它们提供了作业及作业表现的背景，这些因素结合起来促进作业表现和参与。

在第 2 个版本中，该模式强调了作业表现对自我认同和成就感的重要性（然而，这种说法可能在最近的版本中未涉及，或者被归入参与的概念中）。在第 2 个版本中，Christiansen 和 Baum（1997a）指出，随着时间的流逝，人们可以通过一些有意义的经历了解自我并认清自己的位置（P.48）。

正如第 3 个版本模式中所述，这种对自我认同的关注，并结合对动机、价值观和意义等个人因素的详细阐述，强调了作业治疗实践中生物－心理－社会的理念。这种关注与作业表现（突出了功能而不是障碍）和幸福（不仅仅是健康）之间的联系是一致的，这也符合恢复健康所遵循的生物－心理－社会理念。第 2 个版本还提供了一个表格，展示了模式中定义为个人内部因素的"内部表现的内驱力"与普遍接受的作业治疗概念中"表现成分"之间的关系。这些内部因素在第 3 个版本的模式中仍然存在，并将其与 Law 等发表的 PEO 模式区分开来，详见后文。

在 PEOP 模式所有 3 个版本（有不同的名称）中，该模式都与作业表现的层次结构和世界卫生组织的时间分类相关联。在 1991 年的版本中，这个层次结构（从低到高）被表示为行为、任务和角色。在第 2 个版本（1997）和第 3 个版本（2005）中，层次结构包括了能力、行为、任务、作业和角色。该模式的第 1 个版本和第 3 个版本与《国际残损、残疾和残障分类》（International Classification of Impairments, Disabilities and Handicaps，ICIDH）和《国际功能、残疾和健康分类》（International Classification of Functioning, Disability and Health，ICF）是相关联的。

总结

PEOP 是 Charles Christiansen 和 Carolyn Baum 创造的实践模式的第 3 版。该模式将作业治疗的焦点定义为作业表现和参与。它通过将这些概念分解为作业和表现两个组成部分，并通过确定个人内部和环境中影响作业表现和参与的因素，为实践提供了指导。模式中的 4 个组成部分都是相对独立的，但又相互作用。PEOP 模式与 OP 模式有相似之处，它们都深入解析了人的内部因素。然而，PEOP 模式对影响作业表现和参与的环境和外部因素的关注比 OP 模式更为广泛。因此，它被描述为人、环境、作业模式。

记忆辅助

见专栏 4.1。

专栏 4.1 人 – 环境 – 作业 – 表现模式记忆辅助

■ 这些人在他们的日常活动（作业）中想要或需要做什么？这些任务、作业和角色能否在当前环境（作业表现和参与）中成功完成（表现）？

■ 这些人所属什么角色（社会责任和特权）？想要或打算继续吗？

■ 什么样的作业对这些人有意义？如果他们不能履行这些作业又会如何影响他们的角色？

内部因素

哪些内部因素（促进表现的内驱力）影响了这些人在特定环境下执行特定作业的能力？

外部因素

哪些外部因素（环境）影响了这些人在特定环境下执行特定作业的能力？

这些因素如何支持或限制角色、作业、任务和行为的执行？

检查清单

神经行为因素：
■ 感觉（味觉、视觉、听觉、躯体感觉、本体感觉、前庭觉）
■ 运动（躯体、小脑、基底神经节网络、丘脑整合）

生理因素：
■ 耐力、柔韧性、运动和力量

检查清单

建筑环境：
■ 物理性质（可访问性、可管理性、安全性、美观性）
■ 工具和设备

自然环境：
■ 地理特征（地形、阳光、气候、空气质量）

89

内部因素	外部因素
认知因素：	**文化环境：**
■ 语言理解和产生的机制，模式识别，任务组织，推理，注意力，记忆力	■ 时间和空间利用的预期标准，行为和活动的预期标准
	■ 社会角色期望（年龄、性别）
	■ 分享对健康、幸福和不健康的理解
心理和情感因素：	**社会因素：**
■ 影响注意力、行为和对事件诠释的自我认同（自我概念、自尊、自我效能感），幸福感、兴趣、价值观和态度	■ 社会认可，刻板印象和对差异的态度，污名化（社会偏见）
精神因素：	**社会支持：**
■ 个人和共享的意义	■ 实际支持（工具性的、辅助器具、援助）、信息支持（建议、指导、知识、技能培训）和情感支持（传达尊重和归属感，提供指导）
	社会互动和社会经济体系
	■ 经济安全和（或）独立
	■ 资源（住房、就业、技术）的提供和获得
	■ 影响参与的基础设施、政策和法规

主要作品

Baum, C., Christiansen, C., 2005. Person–Environment–Occupation–Performance: An occupation–based framework for practice. In: Christiansen, C.H., Baum, C.M., Bass–Haugen, J. (Eds.), Occupational therapy: Performance, participation, and well–being, third ed. Slack, Thorofare, NJ, pp. 243–259.

Christiansen, C., 1991. Occupational therapy: Intervention for life performance. In: Christiansen, C., Baum, C. (Eds.), Occupational therapy: Overcoming human performance deficits. Slack,Thorofare, NJ, pp. 3–43.

Christiansen, C., Baum, C., 1997a. Person–Environment–Occupational Performance: A conceptual model for practice. In: Christiansen, C., Baum, C. (Eds.), Occupational therapy: Enabling function and well–being, second ed. Slack, Thorofare, NJ, pp. 47–70.

Christiansen, C., Baum, C., 1997b. Understan ding occupation: Definitions and concepts. In: Christiansen, C., Baum, C. (Eds.), Occupational therapy: Enabling function and well–being, second ed. Slack, Thorofare, NJ, pp. 3–25.

作业治疗经典模式及实践应用

人－环境－作业模式（PEO）

本章中介绍的后两个模式都是基于人类生态学相关概念提出的。两种模式均于 20 世纪 90 年代中期发布，相隔 2 年。第一个提出的实践模式是人－环境－作业模式（person-environment-occupation，PEO）（Law et al., 1996）。顾名思义，这种实践模式中的主要概念是人、环境和作业，它们共同提供了一种理解作业表现的方式。人－环境－作业相匹配的概念概括了这些不同元素之间的关系。当三者很好地协调在一起时，就会提高作业表现。但是，当三者之间的协调不佳时，作业表现就会降低。

主要概念和术语定义

这种实践模式的出版是基于当时人类生态学的相关文献。人类生态学所关注的是人类与环境之间的关系。正如本书所回顾的模式那样，20 世纪 90 年代有关作业治疗模式的出版物中对人与环境之间关系的关注呈现出一致性（包括在此期间发展的模式和 20 世纪 90 年代的多个版本）。20 世纪 90 年代强调在环境背景下去理解人，这可能代表了 20 世纪 70 年代和 80 年代的思想结晶。它促进了从生物医学健康模式到生物心理社会模式的转变，意在更广泛的背景下去看待个人。

PEO 模式将人与环境之间的关系概念化为"交互性"（Law et al., 1996，P.10）而不是互动性（如 PEOP）。这两个概念之间的区别在于人和环境是可以单独研究的不同元素，还是应该在一起研究。互动性方法将采取前者的观点，考虑将这两方面作为独立的元素单独研究，并且以因果关系影响另一元素。Law 等指出，互动性方法可以通过影响个人或环境的特性来预测和控制行为（P.10）。相比之下，交互性方法将人和环境视为相互依存的，并提出一个人的行为不能与其发生的环境（包括时间、生理和心理因素）分开。因此，作业表现是一个基于环境、个人和作业相互依存的特定过程。换句话说，它是指特定的人在特定的时间和地点做特定的事情的结果。

人与环境之间的关系被理解为是相互影响的。Law 等（1996）指出，一个人随着所处环境的不断变化，实现目标所需的行为也会发生变化（P.10）。因此，在交互性方法中，不是分别研究人和环境，而是将作业变成研究单元。因而会调查作业环境的可观察特征以及作业对参与者的意义。这个过程有助于更好地理解人与环境的相互联系，并有助于理解一个人的行为如何影响环境和被环境影响。

在这个模式中，理解人与环境关系的互动性和交互性之间的区别很重要，图 4.2 描绘了可能与这个模式最相关的 3 个重叠的椭圆形（人、环境和作业），但该图可能被误解为代表互动性而非交互性（因为该图呈现了人、环境和作业的独立但又重叠的元素）。然而，该图示呈现了一个三维原子图，使这 3 个元素的相互联系变得清晰。该图显示了围绕作业表现的 3 个相互关联的组成部分——环境支持和障碍、个人技能和作业需求。作业表现被认为是人、环境和作业需求交互的结果。它被定义为一个人在环境中从事有目的的活动和任务的动态过程（Law et al.，1996，P.16）。

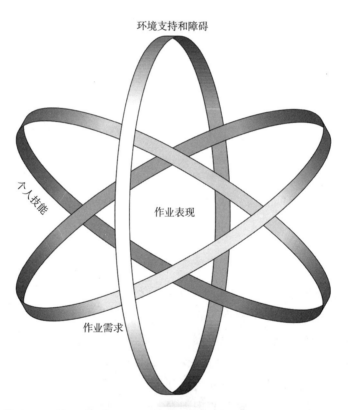

图 4.2　人－作业－环境三维原子图。引自 Law M., Cooper B., Strong S., Stewart D., Rigby P., Letts L., *The person-environment-occupation model: A transactive approach to occupational performance*, 1996, Canadian Journal of Occupational Therapy, 63(1), 9–23. 经 CAOT 出版物 ACE 许可转载

接下来我们将讨论该模式的第一个元素——人。Law 等（1996）认为，作业表现是可以进行客观和主观评定的，这一讨论对人的生物－社会－心理理念的理解是显而易见的。即作业表现可以通过客观的方式观察和记录，也可以是与患者

的经历相关的内容。作者主张可以通过自述等方法来进行主观评定。

主观经验和自我观点的变化本质是该模式中人的概念的核心。人被描述为"一个充满活力、积极进取和不断成长的个体，可以不断与环境发生互动"（P.17）。随着时间的流逝，人会随着周围环境的变化而变化。他们的品性、特征、能力和技能以及他们对自己的思考和感受方式都会发生变化。当他们与其所处的特定环境互动时，他们对自己是谁以及他们能够做什么的认知会发展和改变。

与人的丰富联系和情境化的观点相一致的是对环境的广泛释义。正如 Law 等（1996）所说："在环境的思考中广义的定义同样重要"（P.16）。虽然作业治疗师传统上强调物理环境对人们做什么和如何做的影响，但该模式明确指出，一系列环境因素在影响人类行为和活动方面同样重要。虽然这个广义的环境概念与 20 世纪 90 年代发表的其他模式一致，但其独特之处在于它强调环境与人之间的交互关系。其他模式中唯一强调这种相互联系的是人类行为生态学（Dunn et al., 1994）。

该模式概述了人所处环境的 5 个方面——文化、社会经济、制度、自然和社会环境——这些都可以与人相互影响。例如，文化塑造了人们的信仰以及他们看待世界的方式，这反过来又塑造了他们如何认识自己以及他们可能想要和（或）期望做什么；然而，个人对世界和自身的看法也取决于每个人对文化和周围人的看法的内化程度。因此，实际行为会影响环境并受其影响。人们的社会经济环境也会影响他们对自己能做什么和不能做什么的认识，以及他们获得资源的途径。正如一个人的成长、年龄和技能、能力、性格和经历的变化一样，他们的环境也可能在他们的一生中发生变化。环境可能会因为人们的实际迁移而发生变化；改变他们的角色、习惯和常规；改变他们的社会和文化群体等，或者因为地方、国家和世界环境而发生变化。例如，生活在 20 世纪初的人所处的环境将与生活在 21 世纪的人大不相同。

该模式的第 3 个方面考虑了人们在环境背景下的行为。虽然在这个模式中被称为作业，但 Law 等（1996）在这个类别下考虑了人类行为的 3 个方面，即活动、任务和作业。他们将这 3 个概念表述为"相互嵌套"（P.16），并称他们在分类中借鉴了 Christiansen 和 Baum（1991）的成果（注意：Christiansen 和 Baum 对层次结构的最新表述中并没有使用"活动"这个词，可能是因为对于活动是否是任务的组成部分缺乏共识）。活动被定义为"一个人参与日常作业表现中的单一事件"，并被认为是"任务的基本单位"（P.16）。他们举了写字的例子。任务被定义为"一个人参与的一系列有目的的活动"，例如"撰写报告的任务"（P.16）。因此，作业被认为是"一个人一生中参与的一系列自我导向、功能性的任务和活动"（P.16）。继续用同样的例子，Law 等表示作业则是"一个需要经常撰写报告的管理职位"（P.16），这可能构成他们的专业活动之一。

Law 等（1996）进一步将"作业"（复数形式）定义为"个人为了满足其自理、社交和实现自我价值而从事的一系列活动和任务"（P.16），并解释说，这些活动和任务与角色相关，并在多种环境下进行。该定义强调，自理、社交和实现自我价值被理解为内在需求，人们在特定角色和环境下参与作业。正是这些角色和环境塑造了一个特定的人的作业过程和目的。

作业表现取决于个人、他打算做什么以及在哪里做这 3 个元素间的相互联系。然而，当意识到个人对自己做什么的决定也会受到周围环境的影响时，这 3 个因素之间的广泛联系就显而易见了。作业表现是人们决定他们作业目的的复杂过程的结果，一个由他们的观念、目标、责任和愿望以及他们生活环境的要求所形成的过程。以一种相互影响的方式，他们如何认识自己及自己所做的事情也会影响他们所处的环境。作业表现也会随着时间而变化（如图 4.3 所示），因为人、环境和作业之间的关系在整个生命周期中都会发生变化，并且对于所有人来说在不同时期都会有所不同。

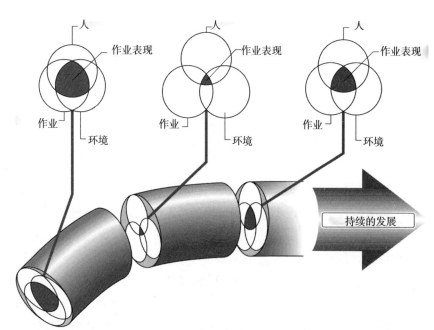

图 4.3　人 – 环境 – 作业跨度图。引自 Law M., Cooper B., Strong S., Stewart D., Rigby P., Letts L., *The person-environment-occupation model: A transactive approach to occupational performance*, 1996, Canadian Journal of Occupational Therapy, 63(1), 9–23. 经 CAOT 出版物 ACE 许可转载

该模式的核心为人－环境－作业适应的概念。这 3 个要素之间的适应程度会影响人的作业表现。正如 Law 等（1996）指出，三者相适应的关系结果会表现出更好的作业表现（P.17）。当它们之间的适应性降低时，作业表现就会受到影响。在图 4.3 中，3 个不同程度重叠的圆代表了这个过程。如图所示，这些重叠的圆来自图的横截面，用于表示整个生命周期中作业表现的时间方面。人、环境和作业之间适应性的高低对作业表现的影响是显而易见的。作业治疗的目的是通过促进或增强人、环境和作业之间的适应性来提高作业表现的。

在系统方法和生物－心理－社会模式作为突出理念的时代，PEO 特别强调作业表现是针对个人、环境和作业的，这三者不能分开考虑。因此，干预可以针对 3 个要素中的任何一个或多个，因为一个要素的变化将导致其他要素的变化。然而，重要的是要注意，3 个组成部分之间的交互意味着，虽然预期会发生变化，但无法预测该变化的确切性质。

当时，Law 等（1996）列出了使用 PEO 作业表现模式的 4 个优点。

（1）它使人们能够针对个人、作业和环境选择和使用不同的干预方式。

（2）它提供了一个使用多途径（联合）来改变的框架。

（3）它提醒需特别注意针对不同环境水平制订干预措施以及"根据具体情况"选择和实施干预措施的重要性。

（4）通过对环境采取生态学方法，它提供了"使用由其他学科开发的经过充分验证的测量工具"（P.18）。

模式发展简史

在建立交互模式时，存在一定程度的对称性，该模式假定行为发生在特定的环境中，处于其特定的历史和地理背景中。该模式发表于 1996 年，在这 10 年中，作业治疗模式通常强调作业治疗的假设，即应以整体的方式来理解人。也就是说，他们既应该被理解为"完整"的人（不仅仅是身体），也应该被理解为生活在特定环境中的人（他们的"整体"情况）。在更广泛的健康模式背景下，我们正处于一个对生物－心理－社会模式理解日益加深的时代，这与前一时期主要侧重于对生物医学模式的理解形成了鲜明对比。

Law 等（1996）声称，人与环境之间关系的重要性在该专业的早期历史中得到了充分认知，但在 20 世纪 40 ～ 60 年代（Reed 在 2005 年将这一时期称为机械时期，以"遗忘"许多形成性概念为特征）并未得到重视。Law 等将这种观点总结为："作业表现源于人、他们的作业和角色，以及他们生活、工作和娱乐所处环境之间的动态关系。然而，在作业治疗文献中，很少有实践模式探讨人－环境交互作用的理论和临床应用"（P.9）。据此推测，作者认为作业治疗领域需要确立一个对人类作业活动更加符合实际的理解。

介绍该模式的主要出版物是 1996 年的《加拿大作业治疗》（*Canadian Journal of Operation Therapy*），为这一模式提供了理论基础。Law 等（1996）认为，作业治疗"关于作业和环境之间关系的观点已经发生改变"，因为它们已经脱离了生物医学健康模式中固有的因果假设，转向对作业表现的理解更具"交互性"（P.10）。他们还提供了一份文献综述，结果主要表明"环境在影响行为方面的重要性以及在作业治疗中将环境作为治疗模式的重要性"（P.13）。他们指出，从 20世纪 80 年代中期到 90 年代中期，针对这一问题的讨论越来越多。因此，他们将该模式置于作业治疗的现有趋势中。

该模式在现有趋势中的位置表明，他们旨在描述当时的作业治疗理论和实践，而不是打算将其塑造成一种新的理念（这与本书中回顾的其他一些模式不同，其他一些模式似乎旨在以特定的方式塑造作业治疗的理论和实践）。如果这个假设是正确的，那么它可能有助于解释为什么这个模式如此广为人知和广泛应用，尽管它只在一篇专业文章中发表过。也就是说，它可能为作业治疗师提供了一种语言和概念，来描述他们对与作业相关的理论和实践的看法。当然，人、环境和作业相互依存和相互影响的概念，在这几年中已经成为关于人类行为的作业治疗讨论的核心。

Law 等（1996）还解释说："以往的医疗实践一般趋向于将作业治疗与其他卫生专业人士联系起来，而不一定培养其与社会科学家、人文地理学家、建筑师和室内设计师的互动，他们对规划治疗和改造环境感兴趣"（P.14）。我们可以有这样一个有趣的想法，20 多年后，我们可以看到那些提倡作业科学方法的人也有了类似的观点，医疗环境已经发生了变化，纳入了更广泛的健康观，作业治疗师在健康以外领域的工作增加了。

总结

PEO 模式呈现了作业治疗的 3 个主要关注点（人、环境和作业），并将它们的关系概念化为交互关系。这意味着它们不应被单独考虑，而应是相互影响的，因为任何一种或多种要素的变化都会导致其他要素的变化。虽然这种变化是预料之中的，但理论表明，这种变化的确切性质是无法预测或控制的（一种变化必然会发生，但某种特定类型的变化是无法预测的）。这 3 个组成部分相互适应的程度会影响作业表现。也就是说，如果人－环境－作业的适应性较高，则作业表现也将得到提高。如果适应性不好，作业表现就会降低。作业治疗的目的是通过干预这些领域中的任何一个或多个要素来促进作业表现，以增强人、环境和作业之间的适应性。

记忆辅助

见专栏 4.2。

专栏 4.2　人－环境－作业模式（PEO）记忆辅助

哪些事件与客户相关？（在他的生活背景下，他需要／想要做什么？）
■ 需要什么样的作业？

■ 谁来做？

■ 这对客户意味着什么？

■ 在什么样的环境和情况下会这样做？

文化、社会经济、制度、物质和社会环境如何塑造客户的观念？

他如何执行这些活动、任务和作业（客观测量）？

他如何体验这些活动、任务和作业（主观测量）？

以下各项之间存在多大程度的适应性：
■ 人的能力、观念和经验；

■ 文化、社会经济、制度、物质和社会环境；

■ 正在／需要执行的活动、任务和作业是什么？

什么样的干预组合可能有助于增加个人、环境和作业之间的适应性？

这些干预措施应该针对哪些方面（人、环境、作业）？

主要作品

Law, M., Cooper, B., Strong, S., 1996. The Person–Environment–Occupation Model: A transactive approach to occupational performance. Can. J. Occup. Ther. 63 (1),9–23.

人类行为生态学模式（EHP）

人类行为生态学模式（ecology of human performance，EHP）是第二个将环境概念化为作业中不可分割的一部分的模式。它认为人们行为所处的环境塑造了人们的行为，并同时被行为所影响。顾名思义，这个模式遵循生态学原理。它的开发时间与 PEO 临近，发布时间比 PEO 早两年。

主要概念和术语定义

EHP 强调环境是主要背景，并在此背景下理解表现的需求。它就像一面镜子，可通过它来观察人们的表现。生态学一词指的是"生物及其环境的相互关系"（Dunn et al.，1994，P.595），该模式强调人、环境、任务和表现之间的相互关系。该模式首次发表于 1994 年。在最初的出版物中，作者指出，EHP 框架基本的理论假设是生态、人与环境之间的相互作用影响人类的行为和表现，而表现不能脱离环境来理解（P.598）。因此，环境对人的表现至关重要。图 4.4 提供了 EHP 的图解表示。在这个模式中（Dunn, 2007），有 3 个重要的结构——人、任务和情境（最初称为环境）——以此来帮助理解第 4 个结构：人类表现。

该模式的一个中心特征是环境或情境对人类表现的重要性。该模式将环境概念化为更广泛的情境，该情境对人及其任务表现是不可或缺的（不限于任务表现的物理情境），并塑造了人及其任务表现。对环境的理解有两个方面需要更深入地考虑，分别是：①环境不仅仅包括物理环境；②环境具有影响任务表现的能力。

第一，虽然该模式的早期出版物使用术语"环境"（或背景环境），但作者明确指出，这个术语的概念非常广泛，不应局限于物理环境。他们指出，环境的概念应该扩大到包括"物理、时间、社会和文化因素"（Dunn et al.，1994，P.596）。通过扩展环境的定义，Dunn 等强调了作业治疗师对于理解人与环境之间相互依赖关系的贡献。他们声称，对环境的广义定义有助于将人与环境关系的复杂性明确到超出环境心理学家（主要关注物理环境）工作范围的水平。尤为重要的一点是，一个更广泛的环境概念会让作业治疗师考虑物理、时间、社会和文化环境对人的意义。

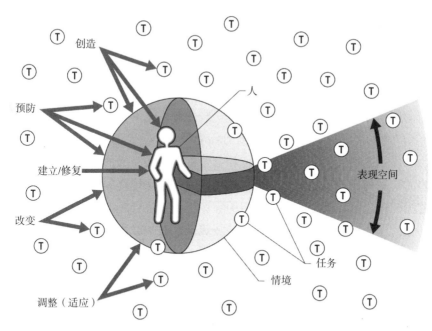

图 4.4　人类行为生态学模式。转载自 Dunn in Kramer(1994)，*Perspectives in Human Occupation.* 已获 Lippincott、Williams 和 Wilkins 授权许可。T 代表"任务"

　　第二，尽管环境对人类表现的影响早已在作业治疗中得到承认，但 EHP 模式强调环境也会塑造人以及人参与的任务。在一篇关于环境影响的社会科学文献综述中，Dunn 等（1994，P.596）引用了一系列不同作者文章中的要点。这些包括：
- Jerome Bruner（1989），他将环境概念化为提供自我建构的情境；
- Lawton（1982），他引用了 Murray（1938）的环境压力概念，强调环境的需求会影响一个人对自己能力的感知；
- Gibson（1986）的知觉现象学方法，即人们对环境中物体的感知也受到环境对他们的影响。

这些只是影响 EHP 概念的一部分，体现出环境在塑造人们如何看待自己及自己在自身作业表现中的重要性。

　　由于该模式的重点是人与环境的关系，所以我们在这里讨论的第二个结构是人。Dunn 等（2003）指出，人类行为表现是以个人为中心的，也是一个以个人为中心的框架，个人被视为独特和复杂的（P.225）。个人变量决定了个体的独特性。这些变量在此模式中被列举为价值观、兴趣和经验，以及感觉－运动、认知和社会心理技能。它们既影响任务的选择，也影响任务表现的质量。这些个人变量也不断受到个人所处环境（这一环境是不断变化的）的影响。

第三个结构是任务。该模式认为，许多任务可能对所有人都可用。任务在图 4.4 中位于人 – 环境之外，用大写的"T"表示。然而，个人和环境变量会影响构成个体实际任务的一部分。个人变量，如兴趣、价值观、感知和经验，以及感觉 – 运动、认知和社会心理技能、能力，都会影响个人参与任务的选择。环境变量也会影响任务的选择和表现。例如，有些任务可能不容易在特定的环境中完成，比如在温和的气候下滑雪，或者一些任务可能不受社会或文化的重视。此外，一个人可能会选择一些任务是因为环境"要求"他们完成这些任务。例如，那些为了履行达到人们所期望的特定社会角色所需要完成的任务。一个特定的人所从事的一系列任务取决于这个人与这个人的特定环境之间的独特关系。这组任务被称为任务范围，人们可以从可用的任务范围中进行选择。任务范围受到个人技能和能力以及特定环境所造成的支持或障碍的影响。随着人和环境的变化，表现范围也在变化。

该模式的最后一个结构是人类表现。这是人、环境和任务相互作用的结果。

干预措施

除了已经讨论过的 4 个核心结构，EHP 还涉及 5 类干预措施。它们是建立 / 修复、改变、调整（适应）、预防和创造。这 5 种干预措施与人、环境和任务都有着不同的关系。

第一种干预措施，干预的目的是建立 / 修复个人的技能和能力。这种干预指的是建立人们以前没有的技能，或是修复已经失去的技能和能力，通常这些技能和能力的丧失是由于损伤或残疾造成的。Dunn 等（1994）指出，以修复为主的干预在从事生物医学模式工作的作业治疗师中非常常见，其重点是纠正。虽然这些干预措施以恢复个体的技能和能力为目标，但 Dunn 等强调，环境在这些类型的干预中很重要，并举例说明了可预测的环境在提供反馈以纠正运动行为方面的重要性。

作业治疗师进行干预的第二种方式是改变实际环境。也就是说，要选择让这个人能够在其中执行任务的不同环境。这种干预的目的是实现人和环境的最佳匹配，侧重于选择一个不同的环境，而不是适应当前环境。

第三种干预措施是调整（适应）情境特征和（或）任务需求。情境特征可以被增强或最小化，以更好地匹配个人的能力。类似地，可以调整任务的各个方面，如步骤的顺序、使用的工具、位置和所需的技能，使人能够参与任务。

第四种干预措施是预防。在这种干预中，作业治疗师的目标是防止环境中不良表现的发生或发展（Dunn et al.，1994，P.604）。这一干预策略旨在防止出现困难。为了做到这一点，作业治疗师可能会针对人、环境和（或）任务进行干预。

第五种干预措施被称为创造，Dunn 等将其描述为"创造环境，以促进更有价值的作业表现"（P.604）。作者强调，干预不是假定存在残疾，也不是假定存在干扰表现的问题。

模式发展简史

与 PEO 模式一样，EHP 模式是在这个行业对环境在作业表现中的重要性做出更明确的基本假设时发展起来的。20 世纪 90 年代可以被视为作业治疗历史上的一个重要时期，此时机械论时期的简化论受到越来越多的批评，作业治疗的许多基本理念得到了重申。

EHP 模式是由堪萨斯大学作业治疗系开发的，其开发初衷是基于 Dunn（2007）提出的 3 个目标。

（1）制订支持和指导该系学术工作的框架。

（2）提供组织课程和向学生传达观点的方法。

（3）（根据 Dunn 的说法，最重要的是）制订一个框架，以支持与跨学科同事一起进行的工作计划。

Dunn 表示，EHP 模式成功地支持了上述 3 个最初的目标。在开发该模式时，Dunn 等（1994）解释说，虽然环境是"作业治疗文献中反复出现的主题"（P.595），但没有充分关注环境特征对人类表现的影响。Dunn（2007）还强调，在当时，环境也被其他服务和作业治疗所忽视。

在 1994 年到 2007 年间关于该模式的 3 篇出版文章中，该模式几乎没有发生变化。主要的区别实际上是分类问题，因为该模式的原始版本将"治疗干预"作为作业治疗实践中的第 5 个组成部分（除了个人、任务、环境和作业表现）。虽然在该模式的后期版本中，"治疗干预"没有被单独列出来，但在早期版本中列出的 5 种不同的干预策略［建立/修复、改变、调整（适应）、预防和创造］仍然是后期版本的组成部分。

在讨论模式的发展时，Dunn（2007）特意强调了在 EHP 模式中不使用术语"作业"。这是因为其最初的目的之一是提供一个框架，以支持与跨学科同事合作，作者认为作业治疗师使用"作业"这个术语可能会使合作更加困难。因此应用了术语"任务"，因为开发人员认为它在日常语言中更具实用性和共识。然而，在后来的出版物中，作业的概念得到更多的应用，这一概念在当时的作业治疗术语中已经根深蒂固。例如，在 2007 年发表的一篇文章中，Dunn 在解释为何选择使用"任务"这个词时特别强调了"作业构成"（P.128）这一概念。他指出，一个人通过执行环境中的任务获得意义，这对理解人类的表现很重要。

虽然 EHP 模式随着时间的推移几乎没有发生变化，但它对作业治疗产生了深远的影响。2007 年，Dunn 指出，纳入"环境"这一概念的好处之一就是干预措施得到了扩展（P.128）。有趣的是，他们在 1994 年确定的 5 种干预措施——建立/修复、改变、调整（适应）、预防和创造——似乎已经影响了美国作业治疗协会制定的《作业治疗实践框架》（AOTA，2002，2008），因为这 5 个方面在该文件中作为治疗计划和实施策略并未发生变化。

总结

EHP 是一种作业治疗的生态学模式，它强调通过环境来观察任务表现。虽然其他作业治疗的实践模式通常是从人开始，并关注环境中的作业表现，但该模式是从环境开始的。使用绪论中展示的窗口比喻，就好像环境是该模式观察作业表现的窗口。相比之下，大多数其他作业治疗模式的窗口通常是作业，模式之间的差异与在描述中是否包含窗口有关。

该模式首次发表于 1994 年，在其发表的 3 个主要出版物中几乎没有变化。其焦点是环境中的人。这个环境中的人有一系列可执行的任务，其范围受到人和环境的双重影响。作业治疗的作用是识别可执行任务的表现范围，并确定它是否满足患者在该情境下的需要。该模式概述了 5 种干预措施。

（1）建立/修复个人的技能和能力。

（2）改变实际环境，也就是选择一个不同的环境，让这个人能够在其中完成任务。

（3）调整（适应）情境特征和（或）任务需求。

（4）防止环境中不良表现的发生或发展。

（5）创造环境，以促进更有价值的作业表现。

记忆辅助

见专栏 4.3。

专栏 4.3　人类行为生态学模式的记忆辅助

在以下情况中：

相关人员是谁？

- 他们的经历和兴趣；感觉运动、社会心理和认知技能是什么？（以及这些技能是如何变化的？）

- 环境如何塑造他或他如何塑造环境？

- 他的能力、技能、兴趣如何影响任务的选择和表现？

相关的背景是什么？

- 时间环境（例如年龄、生命周期、历史时期）？

- 物理环境？

- 社会环境？

- 文化环境？

- 这些环境与个人能力、兴趣、技能以及所需完成任务之间的匹配程度如何？

- 这些环境可能会如何变化？

相关的任务是什么（一系列行为，是作业的组成部分）？

- 这个人可以完成哪些任务？

- 任务与个人能力、技能、兴趣之间的匹配程度如何？

相关背景中可获得哪些任务？

干预措施

可以利用哪些干预措施来促进参与？它们的目标是什么？

- 建立 / 修复　　　　　　　　　　个人技能和能力
- 改变（不同的环境）　　　　　　背景（环境变量）
- 调整（适应）　　　　　　　　　背景（环境变量）
　　　　　　　　　　　　　　　　任务（要求）
　　　　　　　　　　　　　　　　背景（环境变量）
- 预防（可预见的问题）　　　　　个人变量
　　　　　　　　　　　　　　　　任务变量
　　　　　　　　　　　　　　　　背景（环境变量）
- 创造　　　　　　　　　　　　　个人变量
　　　　　　　　　　　　　　　　任务变量
　　　　　　　　　　　　　　　　背景（环境变量）

主要作品

Dunn, W., 2007. Ecology of Human Performance Model. In: Dunbar, S.B. (Ed.), Occupational therapy models for intervention with children and families. Slack, Thorofare, NJ, pp. 127–155.

Dunn, W., Brown, C., McQuigan, A., 1994. The ecology of human performance: A framework for considering the effect of context. Am. J. Occup. Ther. 48 (7), 595–607.

Dunn, W., Brown, C., Youngstrom, M.J., 2003. Ecological model of occupation. In: Kramer, P., Hinojosa, J., Royeen, C.B. (Eds.), Perspectives in human occupation: participation in life. Lippincott Williams & Wilkins, Baltimore, MD, pp. 222–263.

结论

在本章中，我们回顾了 3 种通常被称为人类行为生态学的实践模式，因为它们特别强调环境。首先提出的是 PEOP，因为它被认为是作业表现模式和更深层的生态学模式之间的桥梁。PEOP 的独特之处在于，它提供了关于影响作业表现的个人能力的实质性细节，同时也提供了关于环境背景的实质性细节。人与环境被认为是人们从事作业的两个同等重要且相互影响的因素，目的是实现作业表现和社会参与。

PEO 模式在作业治疗理论和实践中得到了广泛的认同，并对人、环境和作业的重要性进行了探讨。这个模式的核心思想是人、环境和作业在一种交互关系中是紧密联系在一起的，这意味着该模式中的 3 个要素不能被单独考虑。人类行为生态学模式（EHP）将环境作为一种必须通过它来理解作业表现的核心。

这些作业治疗的生态学方法对作业理解的形成产生了重要影响。以环境的重要性为中心的作业和作业表现已经被广泛接受。第五章将介绍 CMOP-E 模式。这个模式引入了另外一个重要的概念，可能会影响未来的作业治疗思路，那就是社会公正性。

参考文献

American Occupational Therapy Association (AOTA), 2002. Occupational therapy practice framework: Domain and process. Am. J. Occup. Ther. 56, 609–639.

American Occupational Therapy Association (AOTA), 2008. Occupational therapy practice framework: Domain and process. Am. J. Occup. Ther. 62, 625–683.

Baum, C., Christiansen, C., 2005. Person–Environment–Occupation–Performance: An occupation–based framework for practice. In: Christiansen, C.H., Baum, C.M., Bass–Haugen,

J. (Eds.), Occupational therapy: Performance, participation, and well-being, third ed. Slack, Thorofare, NJ, pp. 243–259.

Brown, C.E., 2009. Ecological models in occupational therapy. In: Crepeau, E.B., Cohn, E.S., Boyt Schell, B.A. (Eds.), Willard & Spackman's occupational therapy, eleventh ed. Lippincott Williams & Wilkins, Baltimore, MD, pp. 435–445.

Bruner, J., 1989. Acts of meaning. Harvard University Press, Cambridge, MA.

Christiansen, C., 1991. Occupational therapy: Intervention for life performance. In: Christiansen, C., Baum, C. (Eds.), Occupational therapy: Overcoming human performance deficits. Slack, Thorofare, NJ, pp. 3–43.

Christiansen, C., Baum, C., 1991. Occupational therapy: Overcoming human performance deficits. Slack, Thorofare, NJ.

Christiansen, C., Baum, C., 1997a. Person-Environment-Occupational Performance: A conceptual model for practice. In: Christiansen, C., Baum, C. (Eds.), Occupational therapy: Enabling function and well-being, second ed. Slack, Thorofare, NJ, pp. 47–70.

Christiansen, C., Baum, C., 1997b. Understanding occupation: Definitions and concepts. In: Christiansen, C., Baum, C. (Eds.), Occupational therapy: Enabling function and well-being, second ed. Slack, Thorofare, NJ, pp. 3–25.

Christiansen, C., Baum, C., 2005. The complexity of occupation. In: Christiansen, C.H., Baum, C.M. Bass-Haugen, J. (Eds.), Occupational therapy: Performance, participation, and well-being. Slack, Thorofare, NJ, pp. 3–17.

Christiansen, C.H., Baum, C.M., Bass- Haugen, J. (Eds.), 2005. Occupational therapy: Performance, participation, and well-being, third ed. Slack, Thorofare, NJ.

Dunn, W., 2007. Ecology of Human Performance Model. In: Dunbar, S.B. (Ed.), Occupational therapy models for intervention with children and families. Slack, Thorofare, NJ, pp. 127–155.

Dunn, W., Brown, C., McGuigan, A., 1994. The ecology of human performance: A framework for considering the effect of context. Am. J. Occup. Ther. 48(7), 595–607.

Dunn, W., Brown, C., Youngstrom, M.J., 2003. Ecological model of occupation. In: Kramer, P., Hinojosa, J., Royeen, C.B. (Eds.), Perspectives in human occupation: participation in life. Lippincott Williams & Wilkins, Baltimore, MA, pp. 222–263.

Gibson, J.J., 1986. An ecological approach to visual perception. Erlbaum, Hilldale, NJ. Law, M., Cooper, B., Strong, S., Stewart, D., Rigby, P., Letts, L., 1996. The Person- Environment- Occupation Model: A transactive approach to occupational performance. Can. J. Occup. Ther. 63 (1), 9–23.

Lawton, M.P., 1982. Competence, environmental press, and the adaption of older people. In: Lawton, M.P., Windley, P.G., Byerts, T.O. (Eds.), Aging and the environment. Springer, New York, pp. 33–59.

Murray, H.A., 1938. Explorations in personality. Oxford, New York. Nelson, D., 1988. Occupation: Form and performance. Am. J. Occup. Ther. 42, 633–641.

Reed, K., 2005. An annotated history of the concepts used in occupational therapy. In: Christiansen, C.H., Baum, C.M., Bass-Haugen, J. (Eds.), Occupational therapy: Performance, participation, and well-being, third ed. Slack, Thorofare, NJ, pp. 567–626.

第五章 加拿大作业表现与参与模式

章节目录

主要概念和术语定义……………………………………………… 106

作业参与和以客户为中心的实践………………………………… 108

加拿大实践过程框架和以客户为中心的赋能模式………………… 110

　　加拿大实践过程框架（CPPF）……………………………… 111

　　以客户为中心的赋能模式（CMCE）……………………… 113

模式发展简史……………………………………………………… 118

总结………………………………………………………………… 119

记忆辅助…………………………………………………………… 120

结论………………………………………………………………… 121

主要作品…………………………………………………………… 121

参考文献………………………………………………………………121

　　加拿大作业表现与参与模式（Canadian model of occupational performance and engagement，CMOP-E）是加拿大作业治疗师协会（Canadian association of occupational therapists）参考赋能作业的大量资料提出的三种模式之一。本章将 CMOP-E 与另外两个模式一起提出，即加拿大实践过程框架（Canadian practice process framework，CPPF）和以客户为中心的赋能模式（Canadian model of client-centred enablement，CMCE）。上述三种模式较为全面地反映了加拿大作业治疗师协会在作业治疗理论与实践上的官方立场。

主要概念和术语定义

　　与前一章介绍的 3 个模式一样，CMOP-E 旨在明确人、环境和作业之间的关系。它基于这样一种假设：作业是作业治疗师关注的领域，是"连接人与环境的桥梁"（P.23）。该模式在《赋能作业Ⅱ：通过作业推进健康、福祉和正义的作业治疗愿景》（*Enabling Occupation Ⅱ : Advancing an Occupational Therapy Vision for Health, Well-being and Justice through Occupation* ）一书中被反复提及（Townsend and Polatajko，2007）。因此，支持该模式的许多假设都被引用到更多

作业治疗经典模式及实践应用

的文章中。

该模式的 3 个主要组成部分是人、作业和环境（图 5.1）。Polatajko 等（2007，P.23）描述了以下 3 个组成部分。

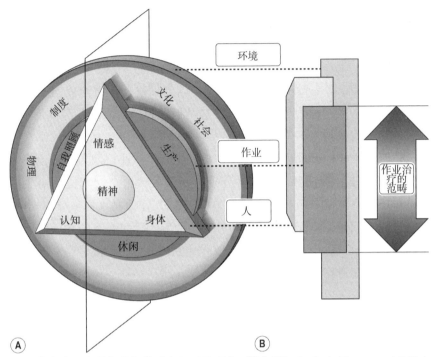

图 5.1　加拿大作业表现与参与模式（CMOP-E）。摘自 Elizabeth A. Townsend & Helene J. Polatajko, Enabling Occupation II: Advancing an Occupational Therapy Vision for Health, Well-being and Justice through Occupation，2007. 经 CAOT Publications ACE, Ottawa, Ontario, Canada 许可转载

人，是模式中心的三角形，有 3 个表现要素——认知、情感和身体——以精神为核心。该模式描述了处于环境中的人，表明每个人都生活在一个独特的环境中——文化、制度、物理和社会——这提供了作业的可能性。作业被描述为连接人与环境的桥梁，表明人通过作业对环境产生作用。虽然 1997 年出版的《赋能作业》（*Enabling Occupation*）指出，作业有多种分类方式，但 CMOP 确定了 3 个作业目的：自我照顾、生产和休闲。

这一描述表明，作业被概念化为人与环境相互作用的中介，就像一座桥梁。这个比喻让人联想到人与环境是两个截然不同的实体，它们通过作业联系在一起，就像河流的两岸由一座桥连接在一起一样。这种将人与环境作为独立实体的理念，类似于 PEOP 中对人与环境的理解，但不同于前一章的 PEO 模式（Law et al., 1996）和 EHP 模式（Dunn et al., 1994），他们对人与环境之间关系的理解是交互的或生态的。

Townsend 和 Polatajko（2007）提出了支持该模式的 6 个基本假设。前两个假设是基于早期的作业治疗作者（如 Dunton 和 Howland）提出的：①人类是作业生物；②作业具有治疗潜力。接下来的 3 个假设认为作业：③影响健康和福祉；④规划时间，让生活井然有序；⑤通过结合文化和个人对意义创造的影响，为生活赋予意义。最后一个假设是：⑥作业具有特异性，因为一个人可能从事的具体作业因人而异。Townsend 等还澄清说，这一最终假设符合先前关于作业影响健康和福祉的假设，因为这种影响并不总是积极的；例如，吸毒和破坏公物等作业就可能对个人或他人产生负面影响。

在《赋能作业Ⅱ》（*Enabling Occupation II*）中，作业被列为作业治疗的关注领域，本版保留了作业的早期定义。作业被定义为"由个人和文化命名、组织并赋予其价值和意义的一组日常生活活动和任务"。作业是人们从事的一切活动，包括自我照顾（自理）、享受生活（休闲）以及为社会和经济结构做出贡献（生产）（CAOT, 1997，Polatajko 等引用，2007，P.17）。Polatajko 等强调，这与当前大多数作业治疗对作业的理解是一致的，这一术语的概念比早期的"专注于患者的行为"的概念（P.17）和一般公众将作业与谋生手段联系起来的概念更为广泛。当前作业治疗概念是指所有形式的人类行为，这些行为被分组且对个人和文化都有意义。作业表现模式对 CMOP-E 的影响是显而易见的，它将作业目的分为自我照顾、生产和休闲三类，尽管"生产"这一定义被认为是相对宽泛的，因为它明确提到了群体的"社会和经济结构"。这一点在表现成分这一术语中也很明显。

顾名思义，CMOP-E 是一个作业表现模式，定义为"人、作业和环境的动态互动"（Polatajko et al., 2007，P.23）。正如作者所解释的，作业表现的结构并没有在模式中得到明确的表述，而是建立在模式的基础上并嵌入到模式中。用我们前面介绍的比喻，它就像一扇窗户，人们可以透过它看外面，而不是从一个角度去描述透过窗户看的过程。在第一种方法中，窗户框定了你所看到的内容，但可能不是你所了解或描述的内容的特征。

作业参与和以客户为中心的实践

CMOP-E 提出作业治疗实践需要参与和以客户为中心。尽管在从加拿大作业表现模式（CMOP）（CAOT, 1997）到 CMOP-E（Polatajko et al., 2007）的发

作业治疗经典模式及实践应用

展过程中，作业表现的概念仍然隐含在模式中，但作者强调，这个新模式并不仅仅局限于关注作业表现，还包括作业参与的概念。为了解释这一差异，Polatajko 等（2007）提供了一个关于一对父子一起参加马拉松的故事。他们第一次一起跑步是因为儿子的一个同学瘫痪，学校组织了一次慈善跑步比赛来筹集资金，儿子表达了想参加的强烈愿望，这开启了这对父子四十多年的"共事"：父亲推着自己的儿子进行比赛。他的儿子从一出生就严重残疾，只能在轮椅上通过由头部控制的辅助技术与人交流。在过去的几年里，他们完成了许多马拉松比赛、212 项三项全能（儿子坐在小船里，父亲在游泳时拉着他）和 4 项铁人三项比赛。这些活动对他们两人都很有意义。在最初的慈善跑步比赛后，儿子向父亲表示他非常享受这次活动，因为他"不觉得自己是残疾人"（Polatajko et al.，2007，P.25），这反过来又激励了这位父亲寻求后续一起参加活动的机会，能看到儿子微笑会有"很棒的感觉"是父亲做这些事情的原因（P.25）。作者用这个故事来说明作业表现是一个比作业参与更有限的概念，因为儿子没有实现某种作业活动，只是全身心地投入其中。

这个故事也说明《赋能作业Ⅱ》的第二个核心命题——通过参与作业来实现是目前作业治疗的核心——的重要性。作者提出这种关注与专业人士最初关注的"提供多样化的活动"以及与随后关注的"治疗性活动的使用"都形成了明显的对比（Polatajko,2007，P.15）。Townsend 等（2007）提醒读者，作业表现在 1997 年被定义为"使人们能够选择、进行和实现他们认为在自身环境背景中有用和有意义的作业"（P.89）。在这个定义最初发表的时候，选择和进行可能被认为是为实现作业所做的准备。作业治疗的新定义是基于作业治疗师通过对作业的诠释而产生的（Townsend et al.，2007）：

作业治疗是一门艺术，是使人们能够参与到日常生活中的一门科学。通过作业使人们能够提升健康和幸福感；并且建立一个公正和包容的社会，使所有人都能在日常生活中发挥其潜力。（P.89）

Townsend 等（2007）对"enable"一词的词典定义涉及以下概念：赋予权力、增强能力、提供做某事的手段或能力、提供实现某事或成为某种状态的手段，以及使某事成为可能。作者提供的作业治疗的定义强调了以下 3 种参与类型：①人们对日常活动的参与；②作业表现；③推动一个人人可以参与的公正社会的发展。对于一名作业治疗师来说，要实现这三种结果，他们的实践需要同时针对个人和社会两个层面。

考虑到需要同时针对个人和社会两个层面，Townsend 等（2007）确定了 6 种"客户类别"（P.96）：个人、家庭、群体、社区、组织（包括机构、社团和协会，以及其他政府、企业或非政府组织）和人群。Townsend 等指出，这些类别是由 1997 年版本的《赋能作业》中提出的 4 个类别演变而来的，这种扩展的观点代表了一种超越了与个人合作的做法，可能会关注社区、组织和人群层面的环境。这些客户群体的详细定义见《赋能作业Ⅱ》第 97 页。

以客户为中心的实践也是 CMOP–E 的基础。Townsend 等（2007 年）认为，以客户为中心的实践意味着关注客户的目标和预期（P.98），并指出 1997 年版本的《赋能作业》中提出的以下定义包含了"以客户为中心的实践"的概念。"赋能是作业治疗以客户为中心的实践基础，也是客户权力和得到公平待遇的基础"（P.99）。赋能和以客户为中心的实践的核心假设是，作业治疗涉及"与人合作，而不是为他们做事"（P.98）。这一说法需要与生物医学的方法进行对比理解，在生物医学治疗方法中，"患者"被认为是护理或治疗方法的被动接受者，而不是治疗过程中的积极参与者。因此，可能会产生一些人为的以客户为中心的作业治疗师的行为，比如代表他们争取某些结果。然而，这并不能让人联想到患者这一被动形象。

Townsend 等（2007）也指出，围绕以客户为中心的实践的概念，作业治疗研究正在蓬勃发展，这种做法并不总是"具体说明与实现的联系"（P.99）。然而，CMOP–E 似乎假定了两个概念之间的相互关系，并得到了证实：在作业治疗中，以客户为中心的实践界定了参与的定义；反过来，参与也界定了以客户为中心的实践的定义（Townsend et al.，2007，P.99）。作者还指出，以客户为中心的实践所面临的挑战，与参与过程中的挑战颇为相似，这些挑战可能出现在客户层面、治疗师层面或围绕他们的更广泛的系统层面。具体而言，挑战可能源于客户的文化背景和教育水平、治疗师分享个人经验及理解客户个人的专业能力，以及管理和分配更加广泛资源的能力。

CMOP–E 通过确定人、环境和作业的相关性来明确作业治疗关注的领域。通过作业，人们可以对环境实施干预。参与和以客户为中心的实践是作业治疗师促进作业实现和作业参与的过程。

由于 CMOP–E 没有指定这个实现过程，因此开发了以客户为中心的加拿大作业赋能模式（CMCE）。在下文中，我们将讨论加拿大实践过程框架和以客户为中心的赋能模式，以促进对使用 CMOP–E 的作业治疗实践的理解。

加拿大实践过程框架和以客户为中心的赋能模式

在本节中，我们将同时介绍两个实践过程，它们都为使用 CMOP–E 时的作业治疗实践提供了更详细的指导，也都阐述了作业治疗过程的不同方面。加拿大实践过程框架（CPPF）旨在明确更广泛作业治疗过程中的治疗要点，适用于在更广泛的社会和实践背景下的客户。加拿大以客户为中心的赋能模式（CMCE）侧重于作业治疗师和客户之间的互动（在很多作业治疗文献中也称为治疗关系），旨在采用以客户为中心的方式明确作业赋能的过程。

加拿大实践过程框架（CPPF）

Craik 等（2007）指出，作业治疗 CPPF 是"一个基于循证的、以客户为中心的作业实践过程框架"（P.233）。这一框架是在 Fearing 等（1997）发表的作业表现过程模式（OPPM）的基础上发展起来的，该模式被认为"适用于指导个性化的实践"（P.231–232），但并不适用于"社区、组织或人群"的治疗（P.232）。相反，Craik 等提出的 CPPF 适用于前面讨论的 6 个类别的所有客户。CPPF 的框架见图 5.2。

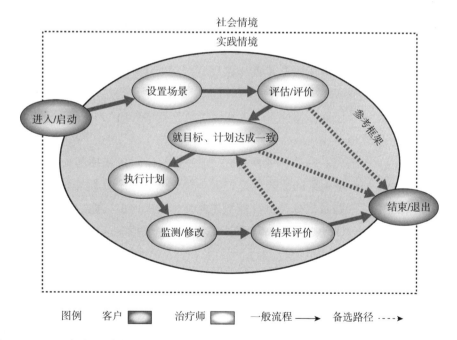

图 5.2 CPPF 框架。选自 Elizabeth A. Townsend & Helene J. Polatajko, Enabling occupation II: Advancing an occupational therapy vision for health, well-being and justice through occupation, 2007. 经 CAOT Publications ACE, Ottawa, Ontario, Canada 许可转载

正如 Craik 等（2007）所说："CPPF 指导治疗师通过一个以作业为基础、循

证的、以客户为中心的实践过程，旨在促进作业实现和参与的改变。"通过使用CPPF，作业治疗师将确立 8 个关键操作，以使所有类型的客户实现其作业目标（P.234）。这些关键操作包括过程的开始和结束（称为进入 / 启动和结束 / 退出）以及其他 6 个一般过程点。这些一般过程点包括：设置场景，评估 / 评价，就目标、计划达成一致，执行计划，监测 / 修改，结果评价。

如图 5.2 所示，进入和退出流程之间的 6 个过程点用实线箭头连接，表示专业操作的一般流程，虚线箭头表示备选路径。例如，只提供评估的服务可能会遵循前 3 个过程点的路径，然后直接进入退出点，只提出建议。同样，应用路径的单个循环可能不足以解决所确定的作业问题，或者目标和期望的结果可能会随着路径的第一个循环的变化而改变。因此，可能需要重复循环。图 5.2 表明，整个过程发生在更广泛的社会和实践背景下。两个实体用虚线隔开，表示它们的相互关系。此外，在进入和退出之间的 6 个过程点发生在一个或多个参考框架的情境中。圆圈"表明治疗师给予治疗过程的专业知识"（P.235），它"在地方风俗和日常生活背景下被阐述"（P.251），并被更广泛的社会背景影响。

CPPF 中的前两个过程点是进入 / 启动和设置场景。在这些早期的步骤中，一旦"客户"被定义为六类中（个人、家庭、群体、组织、社区和人群）的一类，则有必要建立一个协作关系并参与这一过程，如建立友好关系，设置基本规则，明确预期及促使客户准备继续进行等过程。接下来是对"作业现状、理想和改变潜力"的评估，包括"精神、个人和环境对作业的影响"（P.251）。第 4 个过程点是就目标和计划达成一致。达成一项协议需要一个协作的过程，包括"反映客户的作业挑战、最先面临的作业问题和评估 / 评价结果，包括关于作业和影响作业参与的个人和环境因素的数据"（P.258）。接下来的 3 个过程点通常包含在专业实践的描述中，分别是执行计划、监测 / 修改和结果评价。然后结束，客户退出。基于结果评价对计划进行更改，或者客户在一些较早的过程点退出，都体现了模式内各路径的灵活性。

在整个过程中，强调了"尽可能多的客户参与和分享经验"（P.251）的重要性。遵循这一过程的总体目标是"使客户能够追求作业实现或参与目标"（P.234），因此，目标达成是这一过程的预期结果。与其他两个模式的关系在接下来的描述中将被阐述："这一结果（目标的实现）将通过 CMOP-E 的有效应用来实现，专注于作业和使用 CMCE 的关键赋能技术：适应、支持、指导、协作、咨询、协调、设计 / 构建、教育、参与和专业化"（P.234）。在讨论每个过程点时，将介绍与该过程点相关的 CMCE 的具体实施技术的相关内容。

以客户为中心的赋能模式（CMCE）

虽然 CPPF 概述了作业治疗过程中的操作要点，但 CMCE 详细说明了客户和作业治疗师之间接触的本质。这两种模式在以客户为中心的作业治疗实践中都非常重要。

CMCE 被描述为"一个以客户为中心赋能的可视化比喻"，其核心目的在于"通过作业治疗促进健康、幸福及社会正义"（Townsend et al., 2007，P.109），该模式图解如图 5.3 所示。

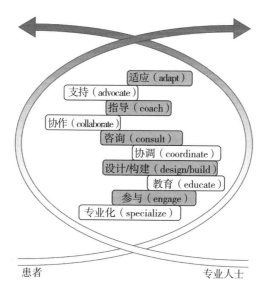

图 5.3　以客户为中心的赋能模式。摘自 Elizabeth A. Townsend & Helene J. Polatajko, Enabling occupation II: Advancing an occupational therapy vision for health, well-being and justice through occupation, 2007. 经 CAOT Publications ACE, Ottawa, Ontario, Canada 许可转载

由图 5.3 可见，CMCE 将客户和专业人士的关系比作两条不对称的曲线，曲线在两个地方相交，形成 10 个词，这些词定义了赋能时所需的技术（称为赋能技术）。Townsend 等（2007）指出，CMCE 基于两个前提："赋能是作业治疗师的核心能力"和"以客户为中心的赋能是基于赋能基础的，并在与所有六类客户的结合中应用赋能技术"（P.109）。CMCE 的核心是赋能基础和赋能技术，相关技术也被简明扼要地进行了描述。

Townsend 等（2007）列出了 6 个以人为本、基于作业的赋能基础：选择、风险、责任；客户参与；可能性设想；改变；公正；权力分享。正如他们所说，赋能基础是利益、价值、信念、想法、概念、批判性观点以及对塑造赋能推理和优先级的关注（P.100）。这些赋能基础被平等地关注，人们认识到，许多残疾人在社会中被边缘化，他们获得社会资源和角色的机会也相应减少。每个赋能基础的解释如下。

- 在讨论选择、风险和责任时，作者强调作业治疗师有道德义务去尊重"客户的观点、经验、利益和安全"（P.100）以及他们做出选择并承担风险的权利。
- 客户参与与公民参与社会的权利有关。Townsend 等认为，客户有权参与作业治疗、其他服务以及他们的生活"（P.101）。
- 术语"可能性设想"（P.102）是指"有可能或也许会发生的事情"（P.103），而不受到当时情况的限制。Townsend 等提议作业治疗师可以帮助客户"想象一个他们没预料到的生活"（P.102）。
- 这个赋能基础虽然称为"改变"，但如果客户不希望做出改变，也是可以的。正如作者所解释的，改变可能是为了使客户：①通过经历一生的作业转变而成长；②保持作业参与、健康和幸福；③恢复作业潜力和表现；④防止作业缺失、作业异化或其他形式的作业不公正（P.103）。
- Townsend 等从公正的角度明确了赋能的 4 个方面：发现社会各群体中广泛存在的不公正现象；接受人们本来的样子；支持人们在社会中权利平等；认为人们需要改变自身某方面才更能被接受（要与客户的期望变化相区别）。
- 作者提出，权力分享是以客户为中心的合作的核心，这是一个目的明确、有意识的步骤。Townsend 等认为："成功的、合作的权力分享包含发自内心的兴趣、承认事实、共情、利他主义、信任和创造性沟通"（P.107）。

这些赋能基础对于以客户为中心的赋能和 CMCE 的架构至关重要。在 CMCE 中，确定了 10 个赋能技术：适应（adapt），支持（advocate），指导（coach），协作（collaborate），咨询（consult），协调（coordinate），设计 / 构建（design/build），教育（educate），参与（engage），专业化（specialize）。作者认为，之所以选择这 10 种技术，是因为它们"抓住了作业治疗的精髓"（P.112）。当然，也有更加通用的作业治疗赋能技术，分为程序技术、专业技术和学术技术（详见表 5.1）。

Townsend 等（2007）归纳了在多样化作业治疗实践中使用赋能技术的 8 项准则。

（1）作业治疗师通常会综合使用多种赋能技术（而不仅仅是一种）。

（2）随着情况变化，可能需要不同的赋能技术，以满足不同情境下客户的需要。

（3）尽管作业治疗师努力追求互惠互利的合作，但合作的具体性质因人而异。

（4）由于兴趣、能力和经验的不同，每个作业治疗师会有自己独特的赋能技术。随着环境变化，改变赋能技术也可能更合适有效。

（5）赋能技术对他人来说可以是有形的，也可以是无形的。有时，客户会因很少意识到专业人士对过程的贡献而增加要求。另外，对于专业人士来说，能够清晰地表达他们的赋能技术以防止他们被低估是很重要的。

（6）赋能技术应基于各种来源的最佳证据，包括客户经验。

（7）作业治疗师有义务运用他们的赋能技术对学生和其他工作人员进行教育。

（8）赋能技术可在 CPPF 的 8 个过程点和整个实践过程中使用。

表 5.1　赋能技术	
程序技术	分析、评估、评判、共情、检查、实施、干预、研究、计划、反思
专业技术	遵守伦理和道德规范，遵守专业监管要求，记录实践
学术技术	使用证据，评估项目和服务，产生和传播知识，转移知识

Townsend 等（2007）提供了 1～2 页对 10 项赋能技术的讨论。然而，他们说这些讨论"只是简要概述，还并不全面。这些简要概述旨在激发人们的兴趣，以描述和批判性地反思作业治疗在以客户为中心的赋能中的核心能力"(P.116)。因此在回顾此段介绍时，必须记住，这仅仅是对赋能技术非常简短的概述。每一种赋能技术都与加拿大作业治疗师协会公布的 7 种能力角色中的前 5 种有明确的关系。这 5 种角色分别为：变革者、沟通者、合作者、作业赋能专家、实践管理者。它们与实践者和专业人士一起，共同扮演着所有赋能技术的基础角色。

- 适应：这种赋能技术与变革者角色有关。关于适应的讨论主要针对改变的作业（如：分解任务以创造恰到好处的挑战），但适应也可以同样适用于改变环境或选择不同的环境来实现作业。相关赋能技术包括综合性的作业、作业分析和提出适应性建议。

- 支持：这一赋能技术也与变革者角色有关。它可能包括提高其他人对问题的认识，促进问题由有能力改变问题的人来解决的必要性，考验他人对同一个问题的不同看法，以及支持一项事业。相关的赋能技术被归结为结盟、合作经营以及与他人发展游说群体。

- 指导：相关的能力角色是合作者和沟通者。作业治疗指导的总目标是 "鼓励客户在他们期望的作业活动中反映和发现自己的动机"（P.119）。这 可以通过与客户讨论作业来实现。在某些情况下，这可能促进客户的作 业参与。相关的赋能技术包括 "使其他人参与作业，倾听客户的心声" 和 "让人们对自己的优势、资源、挑战和预期目标进行自我评估"（P.119）。

- 协作：Townsend 等指出，这可以说是 "在以客户为中心的实践中分享权 力的关键赋能技术"（P.119），并强调协作涉及与人共事，而不是为他们 做事。相关的能力角色是合作者。相关的赋能技术的例子包括寻求多种 观点、促进联合、通过积极协商解决分歧等。

- 咨询：这个关键的赋能技术对于专家在赋能作业中的角色至关重要。它 也是客户管理、教学活动、研究实践所必备的。它可以取代特定情况下的 直接服务，要求作业治疗师收集信息、综合信息、对情况或问题深入了解， 并付诸行动，如提供建议、发表意见和支持变革。相关的赋能技术涉及 "集思广益和商讨，这些过程为向他人提供建议奠定了基础"（P.121）。

- 协调：这一赋能技术与实践管理者相关。正如作者所说："协调利用了作 业治疗师强大的整合能力，在这种技能中，治疗师可以综合、分析并根 据作业、个人和环境影响的大量信息采取行动"（P.122）。他们负责协调 信息、人、服务和组织，可能扮演着直接服务和案例管理的角色，也可 能履行管理职责。相关的赋能技术可以引出多个观点并重新定义差异， 从而发现合作的共同点。这项技术可能需要作业治疗师对有关人员进行 教育，并建立工作关系网和制订解决方案。此技能还涉及整合、综合、 组织、领导及监督等多方面的能力（P.123）。

- 设计 / 构建：与该赋能技术相关的能力角色是变革者。作业治疗师可以 设计和制作辅助技术或矫形器，或者使用这些技术来适应环境，设计实 施计划和服务。Townsend 等提到，作业治疗师因构思、创造、设计、重 新设计、重新建造，以及在某些条件下生产、制造或改造物品以适应环 境而闻名（P.123）。他们认为赋能技术与一系列策略紧密相关，这些策 略包括设计指导、环境适应、推动社会变革、与利益相关者合作、跨部 门协调多方努力、让社区了解通用设计和适应性设计。通过该赋能技术， 鼓励客户参与环境的设计和改造，使他们能够健康、幸福、公正地生活 （P.123）。

- 教育：这一赋能技术也与变革者角色有关。这项技术不仅仅是为客户提供教育相关的信息。该技术需充分理解教育哲学和教学原则。在阐述作业治疗师"利用作业在实践中学习"的观点时，Townsend 等人指出："作业治疗师特别擅长在医院或在自然环境以外的治疗环境中应用模拟作业进行教育，在已经设立作业治疗设施的场所，客户教育可能包括在客户将所学内容转换到自己的家庭、工作或其他环境之前，客户……通过执行或组织作业程序或适应环境来学习"（P.124）。列出的相关赋能技术是机械的、重复的和工具性的学习，以及"促进、指导、提示、倾听、反思、鼓励和支持"（P.125）。

- 参与：参与技能与作业赋能专家角色有关。以客户为中心的实践的核心是让客户积极参与作业的能力，ICF 将参与定义为参与有价值的社会角色。关于赋能技术，Townsend 等指出，作业治疗师可能需要将参与技能与解决纠纷、调解和协调技能中的协作技能结合起来，以汇集不同的观点和相互竞争利益（P.127）。

- 专业化：这是一种综合性技能，与作业赋能专家角色有关。在专业化的过程中，作业治疗师开发了一系列技能。例如治疗性触摸和定位、使用特殊的感觉运动技术和心理社会康复技术。在开展专业化干预的过程中，作业治疗师既需要发展的技术，也需要了解相关的专业理论、哲学观点以及知识基础。专业化的挑战是保持以客户为中心，并确保"客户理解、同意和参与，因为他们有能力并希望参与专业化的干预方法"（P.127）。这里没有列出相关的赋能技术，因为专业化被认为是综合性技能。

赋能基础和赋能技术可以在以客户为中心的情境下使用。在 CMCE 中，客户和作业治疗专业人士之间的关系旨在通过作业实现"个人和社会改变"（P.109）。这种变化既发生在个人的作业表现和参与度上，也发生在"影响日常生活参与度的社会结构"（P.109）上。

参考 CMCE 图，Townsend 等（2007）指出：

CMCE 的显著特征是两条不对称的曲线。它们代表了客户－专业人士关系中存在的动态性、可变性、冒险性和权力差异。两条不对称的曲线暗示了多种合作形式的可能性。客户－专业人士 协作的不断发展意味着曲线将不是对称的、直接的、静态的、标准化的、可预测的或规定性的。（P.109）

两条线相交叉的点代表 CPPF 框架中叙述的作业治疗过程中的启动和退出，以及这一关系中的边界。所讨论的 10 种赋能技术位于两条线所限定的空间内，并通过 8 个过程点指导作业治疗实践。在 CMCE 中，启动和退出可以用来构建单个交互或整个作业治疗过程的开始和结束。"赋能的界限将随转诊或合约、服务条件、物理环境以及社会文化、经济、政治和体制背景而变化"（P.111）。虽然权力失衡是客户 – 专业人士关系的固有特征，但权力共享是 CMCE 赖以建立的以客户为中心的方法的核心。

总之，本章介绍的 3 个实践模式 / 框架是为组合使用而设计的。CMOP-E 为概念化作业表现、参与及作业治疗师的工作提供了总体框架。CPPF 提供了作业治疗师与客户合作时使用的一般流程的详细信息，而 CMCE 提供了一个实施框架，规定了作业治疗师如何与客户合作。

模式发展简史

加拿大卫生系统的一体化和标准化程度要比其他许多西方国家更高。加拿大作业治疗师协会（CAOT）经常发表比其他西方国家更为完善的治疗说明和理论框架，旨在指导该国的作业治疗师。虽然其他国家的作业治疗师协会也会制定相应的治疗指导方针，但几乎都是在加拿大作业表现模式（CMOP-E）的基础上加以拓展而成的。正如该模式的作者所说，CMOP-E 是加拿大对作业及作业表现看法的一种图示（Polatajko et al.，2007，P. 27）。

在第 1 版的《赋能作业》（1997）中 CMOP-E 被称为 CMOP，而根据 Polatajko 等（2007）所述，CMOP 是 1991 年发布的 CAOT 指南中的作业表现模式（OPM）的升级版本。正如本书所强调的，作业表现的概念是 20 世纪 90 年代作业治疗理论家们写作的一个焦点。虽然作业表现是许多作业治疗模式中的一个重要概念，但在《赋能作业 II》（*Enabling Occupation II*）中，作者仍然通过讨论作业表现和作业参与之间的区别详细解释了 CMOP 和 CMOP-E 的区别。他们指出："CMOP-E 所提出的概念范畴更为宽泛，与当前作业治疗所关注的重点更为相似"（P.24）。与 Reed（2005 年）和 Kielhofner（2009）所描述的作业治疗史中的年代一致，CMOP 和 CMOP-E 的作者指出："在早期，有人强烈反对将我们的工作描述为'专注于人（occupying people）'，因为这一表述易与日常消遣活动相混淆，缺乏治疗的专业性和价值"（Polatajko et al., 2007, P.24）。然而，在当前更广泛的西方健康背景下，随着健康概念的广泛普及以及作业治疗中出现的作业复兴，这种观点已不复存在。

CMOP 和 CMOP-E 是 CAOT 发布的大量指南的一部分，《赋能作业》（CAOT，1997）回顾了五大作业治疗指南，以及由 CAOT 于 1980—1993 年编制的 CMOP。其导言强调，所有内容都提倡以客户为中心的治疗并且注重其作业表现。1980—1987 年，CAOT 发布了 3 份法语和英语版本的以客户为中心的作业治疗实践指南。

其中第 3 份指南建议制定一项成果衡量标准，因此 CPOM 诞生了。根据 CAOT，该评估工具是基于 1983 年指南中的 OPM 提出的。第 4 份指南于 1991 年出版，1993 年出版了与以客户为中心的精神卫生实践有关的指南。所有这些指南都是在 OPM 的基础上编写的。

将 CMOP 和 CMOP-E 的发展置于这些指南发布的背景下是很重要的，因为这两个模式都是根据 OPM 建立起来的。在 OPM 的基础上，CMOP 着重作业表现，而 CMOP-E 又囊括了作业参与。早期的 OPM 对 CMOP 和 CMOP-E 的影响在它们的概念和一些用词中都显而易见。例如，用于表示 CMOP-E 的图表（见图 5.1）显示人具有情感、认知和身体"作业成分"（Polatajko et al.，2007，P.23）。

CMOP 和 CMOP-E 之间发生的一个主要变化与对客户的定位有关。这在一定程度上反映了作业治疗实践性质的变化，作业治疗师所承担的角色日益多样化，以及健康观念的变化。在制定 CMOP 时，CAOT 将以客户为中心的治疗原则作为重点。CMOP 视图的中心为人，周围是 3 个表现因素和 4 个环境方面的内容。这种治疗方法旨在强调模式的整体性和以人为本的性质。Law 等（1997）指出，新的加拿大作业表现模式将人视为一个整体，将精神、社会和文化经验以及可观察到的作业成分结合在一起。

为了区分对客户的理解，作者提出，客户可能是因医疗条件、转移困难或环境障碍而产生作业问题的个人，也可能是影响特定群体或人群作业表现的组织（P.50）。作者还强调，以客户为中心的实践原则仍然适用于对于组织的作业治疗，作业治疗师同样需要与客户合作并尊重他们的决定。近期，CMOP-E 确定了六类患者：个人、家庭、群体、社区、组织和人群。有待商榷的是，这种包含情感、认知和身体"作业成分"的以人为中心的模式，要如何与社区、组织和人群的实践相联系。

总结

CMOP-E 代表 CAOT 的官方立场。CMOP-E 是一个以客户为中心的模式，从 OPM 发展而来，OPM 于 20 世纪七八十年代在北美有很大的影响力。在图 5.1 中，人、环境和作业，被表示为围绕一个内部核心的 3 个同心层。人被放置在图的中心，认知、情感和身体 3 个因素包围着人。自我照顾、生产和休闲 3 个表现因素构成了作业的内在核心内容。物质需求、福利机构、社会文化和周围环境 4 个因素构成了其外在核心内容。作业被概念化为人与环境之间的桥梁。

CMOP-E 是 CMOP 的第 2 版，它区分了作业表现和作业参与这两个概念，即人们可以参与作业活动并不意味着他们必须有作业表现。CMOP-E 拓宽了客户的定义，它囊括了个人、家庭、群体、社区、组织和人群 6 个类别。在《赋能作业 II》中，提出了 3 个模式 / 框架，旨在指导作业治疗师以"以客户为中心"的方式来促进作业表现和参与。

记忆辅助

见专栏 5.1。

<table>
<tr><td>专栏 5.1　加拿大作业表现与参与模式（CMOP-E）记忆辅助（治疗师）</td></tr>
<tr><td>

我在为哪一类客户服务（个人、家庭、群体、社区、组织和人群）？

客户的期望是什么？我与客户共同的期望是什么？

客户的价值观是什么？对其作业表现与参与有什么影响？（客户的价值观，客户所在社会的观念体系，客户所在组织的特殊性）

■ 什么样的作业活动对客户有意义？

■ 客户在不能完成这些作业表现和参与时，对于自我的认知和目标如何改变？

客户的表现部分（情感、认知和身体）的状况如何？对其作业表现与参与有什么影响？
客户生活的物质需求、福利机构、社会文化和周围环境是什么样的？对其作业表现与参与有什么影响？

客户如何通过作业融入周围环境？（作业如何在个人与环境之间架起桥梁？）

■ 客户执行社会角色所需的作业。

■ 在帮助客户获取社会资源的过程中，我需要应用哪些赋能技术？（适应、支持、指导、协作、咨询、协调、设计 / 构建、教育、参与、专业化）

</td></tr>
</table>

作业治疗经典模式及实践应用

结论

在本章中，我们探讨了 CMOP-E 模式，其最初是以 CMOP 模式出版的。其名称的改变意味着思想的发展，从单纯强调作业表现到强调作业表现及作业参与，这种改变强调的基本原理是，人们可以参与作业活动并不意味着他们必须有良好的作业表现。

该模式强调作业表现与参与的社会性，因为在社会中，人们有不同的机会参与和从事作业活动。残疾人因此而受到的不平等待遇是该模式重点解决的问题，因此作业治疗师也可以承担诸如支持等角色，这是对传统作业治疗实践概念的补充。

在本章中，我们不仅介绍了 CMOP-E 模式，还介绍了 CPPF 和 CMCE 模式。这 3 种模式结合起来，旨在指导以客户为中心的实践，侧重于促进作业表现和赋能的公正方法。接下来我们将介绍人类作业模式，其是对作业理论和实践影响时间最久的实践模式。与 CMOP-E 一样，人类作业模式有自己独一无二的重要特性。

主要作品

Canadian Association of Occupational Therapists, 1997. Enabling occupation: An occupational therapy perspective. CAOT Publications ACE, Ottawa, ON.

Canadian Association of Occupational Therapists, 2002. Enabling occupation: An occupational therapy perspective. (Revised edition). CAOT Publications ACE, Ottawa, ON.

Townsend, E.A., Polatajko, H.J. (Eds.), 2007. Enabling occupation II: Advancing an occupational therapy vision for health, well–being and justice through occupation. CAOT Publications ACE, Ottawa, ON.

参考文献

Canadian Association of Occupational Therapists, 1997. Enabling occupation: An occupational therapy perspective. CAOT Publications ACE, Ottawa, ON.

Craik, J., Davis, J., Polatajko, H., 2007. Introducing the Canadian Practice Process Framework (CPPF): Amplifying the context. In: Townsend, E.A., Polatajko, H.J. (Eds.), Enabling occupation II: Advancing an occupational therapy vision for health, well–being, and justice through occupation. CAOT Publications ACE, Ottawa, ON, pp. 229–246.

Dunn, W., Brown, C., McGuigan, A., 1994. The ecology of human performance: A framework for considering the effect of context. Am. J. Occup. Ther. 48(7), 595–607.

Fearing, V.G., Law, M., Clark, M., 1997. An occupational performance process model: Fostering client and therapist alliances. Can. J. Occup. Ther. 64 (1), 7–15.

Kielhofner, G., 2009. Conceptual foundations of occupational therapy practice, fourth ed. F.A. Davis, Philadelphia, PA.

Law, M., Cooper, B., Strong, S., Stewart, D., Rigby, P., Letts, L., 1996.

作业治疗经典模式及实践应用

第六章　人类作业模式

章节目录

主要概念和术语定义 ···································· 123

意志 ·· 125

习惯化 ·· 127

表现能力和生命体 ······································ 129

环境 ·· 130

做事的维度 ·· 131

人生观 ·· 132

模式发展简史 ·· 133

记忆辅助 ·· 138

结论 ·· 139

主要作品 ··· 140

参考文献 ··· 140

众所周知，人类作业模式（MOHO）（Kielhofner，1985，1995，2002，2008）是作业治疗中发表时间最长的模式。它是根据美国南加州大学的作业行为传统发展而来的。在MOHO首次发布时，北美应用的主要作业治疗模式是作业表现模式。这些模式主要专注于身体康复，因此MOHO的独特之处在于它通过详细描述意志和习惯来解决与其他实践领域有关的问题，例如心理健康和智力残疾。由于其普适性，MOHO在这些特定领域以及更广泛的领域都具有很大的影响力。

主要概念和术语定义

顾名思义，人类作业模式（MOHO）的建立是为了探索、组织和阐明人类作业的概念，而人类作业的概念被认为是作业治疗的基础。自20世纪80年代初发布以来，该模式已经发生了重大变化，其中许多变化在本章的模式发展简史部分进行了详细介绍。本章主要讨论该模式第4版中介绍的主要概念（Kielhofner，2008）。

在第 4 版中，Kielhofner（2008）指出，MOHO 的愿景是支持全世界以作业为中心、以客户为中心、基于证据的实践，并与基于其他作业治疗模式和跨学科理论的实践相辅成（P.1）。在某种程度上，该模式难以描述，因为自 1985 年第 1 版发表以来，该模式的概念已经发生了实质性的演变，同时又保留了其原始的结构成分。

由于这些最新的著作强调了 MOHO 模式的最新发展和变化，但没有明确指出其目的，因此很难在其当前（和先前）版本中确定 MOHO 的总体目标。然而，使用"透过窗户看景物"这一隐喻，虽然没有明确表达观看窗外的过程，但 MOHO 可能实际上集中在作业适应的过程上，尽管这一点并没有被直接表述出来。该模式的核心概念是"环境、意志、习惯化、表现能力、参与、表现、技能、作业认同和作业能力"（Kielhofner，2008，P.145）。图 6.1 显示了它们之间的关系是如何组织起来的，所有概念都指向了作业适应。因此，作业适应可能是 MOHO 的总体目标。

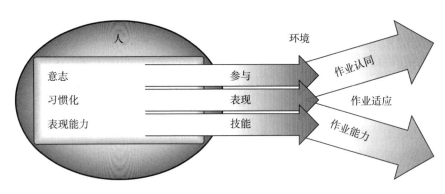

图 6.1　作业适应的过程（改编自 Kielhofner，2008，P.108）

图 6.1 概述了一个人如何在环境中从事人类作业，以及这一过程如何发展成作业适应。意志、习惯化和表现能力被认为是体现人的内在的 3 个概念，并且是自 MOHO 起源以来一直关注的概念。此外，人类作业被概念化为 3 个维度。分别是参与、表现和技能。当一个人从事作业时，它会改变作业认同和作业能力，这两者都被概念化为作业适应的组成部分。所有这些都发生在某个环境的背景下，这个环境塑造了过程的各个方面，也被过程的各个方面所塑造。

我们将描述该模式的第一个方面，即与 MOHO 相关的原始概念——意志、习惯化、表现能力和环境（图 6.2）。Kielhofner（2008）指出，MOHO 旨在为人们如何选择、组织和从事其作业提供一个概念化的框架（P.12）。该模式的早期版本同样聚焦于类似的目标，即探讨如何激发、模式化和执行作业活动

（Kielhofner，2002，P.13）。该模式分别通过意志、习惯化和表现能力的概念来实现这些目标。也就是说，意志解释了人们为什么选择作业，习惯化概述了人们如何组织自己的作业，而表现能力则关注使人们能够完成作业的技能和能力。人类作业也被概念化为存在于影响作业各个方面的环境中。这些环境既提供了机会，同时也支持、要求和限制了作业。在讨论环境时，该模式详细介绍了物理环境和社会环境，并使用术语"作业环境"来指代围绕作业的总体情境。

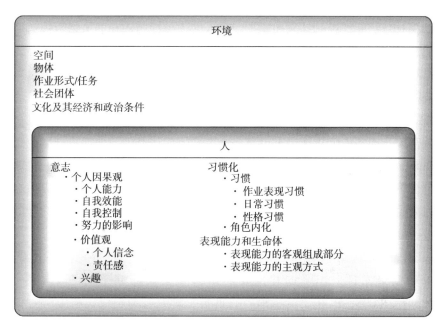

图 6.2　人类作业的基本概念

意志

　　意志的概念在 MOHO 中得到了很好的阐述。这是该模式的特点之一，因为在其他任何模式中都没有出现有关意志的介绍。人类对于行为的需求是普遍存在的、强烈的，并且它是作业的基础。该模式使用"意志"一词来指代这种行为的动力。Kielhofner（2008）将意志定义为"一个人在其一生所扮演的角色中表现出的思想和情感模式，这种模式随着一个人的预期、选择、体验和解释自己的行为而发生"（P.16）。MOHO 认为，意志思想和情感包括 3 个部分——个人因果观、价值观和兴趣，以及一个意志过程——包含预期、选择、体验和解释的循环。意志的 3 个组成部分中的每一个都受意志过程循环的影响，在这个意志过程循环中，意志影响人们对行为的预期方式，对他们将要从事的行为做出选择，体验行为以及对行为进行解释或赋予其意义。在意志的每个组成部分中还包含其他要素。

首先，个人因果观是指"一个人的能力和效能感"（Kielhofner，2008，P.13）。"个人因果观"一词的含义是人们可以体验到自己能够引起或使事情发生的能力，即能够在世界上有目的地采取行为并产生结果。个人因果观在概念上包含两个要素，即个人能力和自我效能，分别代指人们对自己的能力的想法和感受，以及对自己能够控制结果的感觉。个人能力可能与内在的事物有关（但会影响人们在世界上的运作方式），而自我效能在个人与世界的关系中表现得更为明显。虽然人们可以体验这种能力感，但也会遇到无能为力的情况，即"在做生命中重要的事情时遇到困难"（P.37）。

自我效能既需要自我控制，又需要能够带来理想结果的感觉。它与生活的特定领域有关，因为人们可能会觉得自己在某些方面比其他方面能更好地控制结果（Kielhofner，2008）。经验有助于个人能力和自我效能的发展，因为人们更有可能在自己感到有能力或有效率的情况下坚持或寻找机会，并避免无法提供这种反馈或结果的情况。通常，个人能力的突然或逐渐丧失会导致自我效能的降低，就像人们所处的生活背景会增强自我效能或降低自我效能一样。

其次，MOHO 认为价值观从根本上促进了行为的意志。价值观是人们在"做什么是对的、正确的和重要的事情"上发展起来的"信念和承诺"（Kielhofner，2008，P.39）。个人所持有的价值观是与他们成长和生活的更广泛的文化背景相联系而发展起来的。Kielhofner 认为，由于价值观是从文化规范发展而来的，因此人们在以与其价值观相符的方式行事时会形成一种对文化群体的归属感，而在违背这些价值观的情况下会感到内疚和羞愧。

MOHO 将两个概念与价值观联系起来，即个人信念和责任感。它们分别与人们持有的世界观和他们可能采取的行为相联系。Kielhofner（2008）将个人信念定义为"对生活的坚定看法，它定义了什么是重要的"（P.40）。个人信念不仅仅是人们所相信的，还包括他们的世界观和观点。也就是说，个人信念是人们认为重要的东西。尽管世界观的某些方面可能相对容易改变，但个人对重要事物的信念却不容易改变。MOHO 还强调了价值观和行为之间的联系。Kielhofner（2008）认为"价值观将人们与行为联系在一起"（P.41），这是通过一种与价值观一致的行为的责任感来实现的。因此，当人们的表现能力与他们的价值观或社会价值观（社会价值观对他们很重要）不一致时，自尊和自我价值感就会降低。此外，当人们的能力发生持久的变化（改变他们在世界上行为的能力）时，行为和价值观保持一致的需要可以促进一个人价值观的修正过程。

最后，意志的第三方面是兴趣。这个概念与人们感到愉悦或满足的事物有关。正如 Kielhofner（2008）所说："兴趣既表现为做某事的乐趣，又表现为偏好某些事情胜于其他事情"。享受可以来自任何因素，包括身体上的愉悦，从智力和艺术乐趣中获得满足，处理材料和制作令人愉快的东西，与他人建立友谊等。Kielhofner 将个人对特定作业的吸引力与"心流（flow）"的概念联系起来（Csikszentmihalyi，1990）。在"心流"体验中，人们深入地参与到某件事中，并经常体验到一种永恒感。当活动或作业的需求与个人能力形成最佳匹配时，心流体验就会产生。这意味着，当个人能力与活动需求相匹配时，享受（以及由此产生的兴趣）通常会增加。

Kielhofner 还认为，人们通过经验积累，形成了一种独特的兴趣模式。随着时间的推移，人们会根据自己的喜好对作业做出选择，而这些选择往往会发展成一种选择模式。他认为，人们发展的兴趣模式"通常与他们的兴趣至少部分得到放纵的日常生活并行"（P.44）。兴趣模式的概念与 MOHO 的下一个组成部分——习惯化相联系。

习惯化

MOHO 提出，人们在日常生活中所做的事情可以通过一个习惯化的过程变得常规和理所当然。习惯化被定义为"在习惯和角色的引导下，表现出一致的行为模式，并与常规的时间、物理环境和社会环境特征相适应的一种内化的准备状态"（Kielhofner，2008，P.52）。它的目的是减少有意识地做出行动决策的程度。

习惯化被认为需要与环境合作，以支持人们的日常行为，因为一定程度的环境稳定性对于习惯性作业表现的发展是必要的。Kielhofner 用一个不仅仅适用于人类的形象比喻说："习惯化行为的规律性取决于栖息地的可靠性"（P.52）。习惯的稳定性依赖于时间模式（如每日、每周、每年的周期）、稳定的社会秩序和个人可能居住的物理场所的一致性。

Kielhofner（2008）提出了习惯化的两个组成部分，分别为习惯和角色内化。习惯是一种具有一定程度一致性的行为模式，通常是自动执行的。也就是说，决定参与并经常执行这些活动，几乎不需要思考。此外，习惯一旦开始，就不需要有意识的努力，这样就可以在进行习惯性活动时腾出时间思考其他事情。习惯依赖于对环境的熟悉，使人们能够将行为规则内化。当这些规则尚未形成时，通常是因为环境（或环境的某些方面）是新奇的，人们无法以习惯性的方式做出反应。

养成习惯的好处是，既能解放有意识的思维去做其他事情，又能提高反应的效率。例如，习惯是从同一环境下随着时间的推移而改变的行为发展而来的，它们可以导致对该环境的高效和有效的行为反应。特定领域的专业知识可能是这一过程的结果，因为专家往往看起来知道该做什么，并且能够不假思索地采取行动（习惯性地做出反应）。只有在出现新情况时，专家们似乎才需要参与解决问题并决定最佳行动方案。

Kielhofner（2008）确定了3种类型的习惯。第一，作业表现习惯，这是指人们如何习惯性地进行日常活动。人们会养成进行日常活动（例如穿衣和洗澡）以及其他经常进行的活动（例如做饭、吃饭和工作）的习惯方式。第二，日常习惯，这是指人们如何利用时间和空间，以及如何使这些方式变得日常化。这些日常活动适用于不同的时间段。例如，它们可以是每日的（或一天之内）、每周的（如与工作或学校等活动相关的日常）、季节性的（如农民）、年度的。第三，性格习惯，这是指一个人典型的处世方式。Kielhofner举了一些例子，比如一个人通常是关注细节还是喜欢从更广阔的角度看问题，以及他们是做事迅速还是拖拉，是沉默寡言还是健谈，是信任他人还是小心谨慎。

在整个生命过程中，习惯可能保持相对稳定，也可能发生变化。例如，某些习惯在某些年龄段被认为是社会上可以接受的，但在其他年龄段则不然。对于一个人来说，某些习惯在某些时候或某些情况下可能会起到适应的作用，而在其他情况下可能会得到不期望的反应。有些习惯是社会化的结果，而另一些则更多地与个人的特定经历和生活方式有关。

习惯化的第二个组成部分是角色内化。围绕着一个人的社会制度影响着这个人可能渴望、选择、被期望完成或被阻止获得的角色。角色强有力地影响人类作业的执行方式。正如 Kielhofner（2008）所说，角色内化意味着接受属于这个角色的身份、观点和行为。因此，角色内化是社会和（或）个人定义的地位与一系列相关的态度和行为的结合（P.59）。

在 MOHO 中，角色内化的一个重要方面是角色认同。角色有助于一个人的自我认同。正如 Kielhofner（2008）所说，认同任何角色意味着要内化社会赋予该角色的属性和个人对角色的诠释（P.60）。当人们扮演角色时，他们会获得关于自己对自己履行这些角色的看法以及社会中其他人的看法的反馈。所有这些反馈都有助于人们思考和感受自己。角色内化也为人们提供了"内化脚本"（Kielhofner，2008，P.60），通过理解他人和自己的期望来指导自己的行为。

Kielhofner（2008）还提出角色通过以下方式来组织作业：①影响人们行为的风格和内容；②塑造人们的行为；③给予时间和空间组织性（例如，在某个时间、某个地点担任某个角色）。随着人们的成长和成熟，随着他们的兴趣和计划的改变，随着他们生活环境的改变或他们能力的改变，角色也会随着时间的推移而发生变化。随着角色的变化，人们的作业投入和表现也会发生变化。个人的行为能力及其行为表现有助于其履行角色的能力，下文将对此进行描述。

表现能力和生命体

在 MOHO 的第 3 个组成部分中，重点从意志到行为以及支持和围绕行为的习惯和角色转移到行为本身。在 MOHO 中，行为被称为表现，是根据行为能力和行为体验来讨论的。现象学术语"生命体"被用来表示这种体验。

表现能力是指"做事的能力"（Kielhofner，2008，P.68），并被概念化为具有客观和主观成分。表现能力的客观组成部分包括身体系统的能力，如肌肉骨骼系统、神经系统和心肺系统等的能力，以及认知能力。Kielhofner（2008）指出，其他作业治疗概念实践模式通过提供"生理和心理因素及其对表现的构成的具体解释"更深入详细地说明了表现能力（P.18）。例子包括运动控制模式、认知方法等。与此相反，MOHO 对这些客观表现能力的细节提供得很少，但它强调了表现能力既有客观方面，也有主观方面。

主观经验是指个人如何体验表现，并被理解为塑造这种经验。Kielhofner（2008）将对主观经验的关注视为作业治疗中被忽视的表现方面，声称"关注表现能力的主观方面是对传统客观方法的补充"（P.69）。他将客观的方法称为"从外部"看待表现能力，将主观经验称为"从内部"看待表现能力（P.69）。然而，他提出，当作业治疗师询问人们的主观经验时，实际上是为了建立"表现能力的客观图景"（P.69）。

在第 4 版 MOHO 中，主要讨论了个人表现能力的主观方面的概念，并与客观表现能力进行了对比，但没有详细说明表现能力的主观方面包括哪些内容。因此，目前尚不清楚的是，表现能力的主观经验是否被概念化为与人类作业中"生命体"这一组成部分相关的其他概念的一部分或单独的一部分。

"生命体"一词来自现象学（哲学的一门学科），指的是生活或体验中的身体。在作业治疗中，它被用来表示表现的具体体验（Mattingly and Fleming，1994），也就是说，我们在特定的身体中生活和运动，这塑造了我们的行为体验。主观表现能力可以被概念化为生命体的一部分。在解释生命体的概念时，

Kielhofner（2008）提到了哲学家 Merleau-Ponty："与从超脱的客观角度描述表现的客观方法不同，他（Merleau-Ponty）强调一种现象学方法，认为主观经验是理解人类感知、认知和行为的基础"（P.70）。

"生命体"强调身体是生活和表现的载体。因此，表现的能力和实施取决于每个人特定的身体情况。现象学强调，在日常经验中，身体形成了一种无形的背景，人们在这种背景下从事作业。注意力的焦点是作业而不是身体的参与。当人们受到损伤或能力发生变化时，身体往往会成为人们关注的焦点。

在解释生命体对理解人类作业的意义时，Kielhofner（2008）指出，生命体的概念强调了两个基本观点。它们是：①从生命体的角度来看，身心是统一的（因为我们以整合的方式体验我们的身心）；②表现的主观经验是表现的基础（我们把自己的行为作为我们的一部分来体验，而不是作为客观和独立的东西）。Kielhofner 认为，在作业治疗中，与人类作业的客观成分相比，对于人类作业的生活经验方面的重视还不够。

环境

在 MOHO 中，"环境"一词指的是"影响作业的动机、组织和表现的特定物理和社会、文化、经济和政治特征"（Kielhofner，2008，P.86）。正如这个定义所强调的那样，个人从事作业的环境塑造了人类行为的 3 个组成部分：意志、习惯化和表现能力，它们分别激励、组织和开展作业。环境可以为作业提供机会和资源，同时也可以对其提供需求和限制。在这些方面，它是塑造作业表现的一个重要因素。Kielhofner 称这一过程为"环境影响"（P.88）。

Kielhofner（2008）提出了一种关于作业的观点，在此观点中，一个人被 4 个因素包围，即空间、物体、作业形式 / 任务以及社会群体。包含所有这些因素的是文化及其经济和政治条件。个人与这 4 个因素是相互影响的，并且从更广泛的背景来看，文化及其经济和政治条件会影响其他所有因素。

空间是指塑造行为的物理环境。它们具有独特的属性，影响着在它们内部所做的事情。这些空间可以是人造的，也可以是自然环境的一部分。物体是"人们与空间互动的自然发生的或虚构的东西，其属性影响着人们对空间的行为"（Kielhofner，2008，P.88）。不同类型的物体适合于不同类型的操作。例如，原材料可能倾向于鼓励孩子进行富有想象力的游戏，而其他物体则是为特定目的而精心设计的，因此有可能相应地改变其用途。作业形式 / 任务参考了 Nelson（1988）的观点，他明确地将人们所做的事情（作业形式）和事情做得如何（作业表现）进行了划分。正如 Kielhofner（2008）所述："形式的概念是指做某事的具体方式、行为、意义等。当我们执行时，我们经历或实施这种形式"（P.92）。他将作业形式 / 任务定义为"立即连贯的、以目的为导向的、以集体知识为基础的、文化上可识别的、命名的常规行动序列"（P.93）。在讨论这一定义时，他强调作业形式往往会变得约定俗成，因为在特定的文化中，通常有一种被普遍接受的方式来执行它们。社会群体提供了许多行为发生的环境，并且它们具有显著的影响力，因为社会群体塑造了人们的价值观、信念、兴趣和行为模式。人们参与的互动可以是正式的，也可以是非正式的，这些互动可能仅限于两人之间，但可以影响每个人的行为。

围绕和影响 4 个因素的是更广泛的文化背景及其经济和政治条件。Kielhofner（2008）将文化描述为"环境的一个普遍特征"（P.95），其中信念、价值观、规范、习俗等是共享的，并代代相传。社会具有文化和亚文化价值观，个人将不同程度地内化这些价值观。作为社会组织结构的重要组成部分，经济和政治因素通过决定人们能够获得（或无法获得）的机会和资源，以及根据个体在社会中的地位对其提出相应要求和期望，从而对人们的行为产生影响。

做事的维度

所有这些因素，包括人的内在因素——意志、习惯化和表现能力——以及人们生活的环境，都会影响人们做什么和怎么做。MOHO 确定了行为的 3 个维度，这些维度都会受到意志、习惯化、个人能力和环境条件（背景）的影响。这 3 个维度分别为作业参与、作业表现和技能。第一，作业参与的定义是"从事工作、娱乐或日常生活活动，这些活动是一个人的社会文化背景的一部分，并且是一个人获得幸福所希望的和（或）必要的"（Kielhofner，2008，P.101）。作业参与是指宽泛的行为范畴，既包括表现，也包括主观体验，具有个人意义和社会意义。Kielhofner（2008）强调，在 MOHO 中对参与的理解与在《国际功能、残疾和健康分类》（ICF）和作业治疗实践框架（OTPF）中的应用是一致的。第二个维度是作业表现。Kielhofner 应用 Nelson 的作业形式和表现的概念，将作业表现描述为"真正地经历这种形式"（P.103），即从事某项作业。第三，技能维度是指执行该作业所需的技能。在 MOHO 中，这些技能被分为动作技能（与自我移动或物体移动有关）、处理技能（在时间上有逻辑地排列行动）和沟通与互动技能（传达需求和意图，并与他人一起行动）。如上所述，意志、习惯化、表现能力和环境对行为的 3 个维度都有影响。

MOHO 还强调，随着年龄和环境的变化，人类的作业也会变化，需要从整个生命的视角来理解人类的作业。根据叙事理论，Kielhofner 等（2008）评论说："人们通过将自己定位在整合过去、现在和未来自我的展开叙事中，来引导和汲取生活中的意义"（P.110）。生活具有时间维度，人们的传记历史影响着他们目前的理解和行为。他们还根据自己的目标和对未来的期望，在当下进行思考、感受和采取行动。

Kielhofner 等（2008）将情节和隐喻视为叙事的要素，人们利用这些要素来整合他们的整体生活并赋予其意义。情节为叙事提供框架结构，并将事件在时间上串联起来，形成一个完整的整体。作者通过列举不同的情节类型来描述一个人的生活叙事，比如悲剧情节（有一个陡峭的向下的转折）和戏剧性情节（有一系列的起伏）。作者提供了 3 个关于叙述故事整体形态的例子：渐进式（向上）、递减式（向下）和稳定式（在中间点附近轻微起伏）。这些形态将影响一个人对个别事件的解释。例如，如果一个人的生活叙事通常是渐进的或稳定的，那么他们比那些生活叙事呈递减式的人更有可能积极地解释特定事件。

隐喻是一种用熟悉的事物代替其他事物的修辞手法。它们在传达一种难以用描述表达的深度意义时很有用。隐喻往往承载着更广泛的文化或社会意义，所以它们通常被赋予了普遍认可的解释。Kielhofner 等（2008）指出，隐喻不仅可以帮助我们理解困难和挑战，而且在揭示生活中存在的问题、斗争和困境的本质时，还隐含了如何解决或克服它们（P.112）。

Kielhofner 等（2008）使用生活叙事组织的概念，将"作业叙事"一词描述为"通过情节和隐喻将一个人不断发展的意志、习惯化、表现能力和环境整合在一起，并赋予这些元素以意义的故事（包括讲述和演绎）"（P.113）。作业叙事是一个人生活叙事的一部分，它与他们所做的事情以及这些事情如何影响他们的作业认同和作业能力感有关。

作业叙事的概念强调了人类作业的时间维度。MOHO 将人类作业描述为一个复杂的现象，涉及多个维度。它源自个体与环境之间复杂的互动——独特的动机、兴趣和价值观（意志）；习惯、日常惯例和角色内化（习惯化）；生活的能力和经验（表现能力和生活经验）；所处的环境。这些相互作用可能相对稳定，也可能随着时间的推移呈现上升或下降的趋势。

MOHO 的结构与许多其他作业治疗模式有很大的不同。它注重处理一个人在做事情时和所处环境之间的互动。像大多数作业治疗模式一样，它强调了作业环境塑造表现的各种方式。然而，对意志和习惯化的详细分析，对作业生活叙述方面的关注以及对表现细节的相对缺乏，使它有别于许多其他作业治疗的实践模式。接下来的部分讨论了该模式的历史发展，特别是其理论基础。

模式发展简史

MOHO 已经有很长的出版历史。根据 Kielhofner（2008）的说法，MOHO 于 1980 年首次发表于《美国作业治疗杂志》。他将该模式描述为"3 位作业治疗从业者试图阐明指导他们实践的概念的产物"（Kielhofner，2008，P.1）。MOHO 已经出版了 4 个版本，从 1985 年开始，跨越了几十年直至 2008 年。它是一个影响了作业治疗理论和实践的概念模式，并且在作业治疗历史上持续的时间最久。

人类作业模式是作业治疗中的一个重要模式，因为它是在作业治疗深受生物医学健康模式思想影响的时期发展起来的。根据 Madigan 和 Parent（1985）的说法，来自南加州大学（USC）的 Mary Reilly 自 20 世纪 50 年代后期以来一直在提醒说，作业治疗与医学的联系过于狭隘。Reilly 的论点是，医学的重点是预防和减少疾病，而作业治疗则是"通过工作和社会发展"来帮助人们适应他们的生活，进而提升和保持其生活满意度（Madigan and Parent，1985，P.vii）。Reilly 的作业行为理论指导了南加州大学数十年的研究和教学，并对 MOHO 的发展产生了重要影响。

1985 年，Madigan 和 Parent 解释说，MOHO 的出版物是"许多人努力建立和应用作业治疗独特理论的最新汇编"（Madigan and Parent，1985，P.7）。当时，Kielhofner 解释了建立模式的必要性，他说作业行为传统的变化导致了许多概念的发展。Kielhofner 说："由于这些概念的数量变化巨大且烦琐，因此有必要开发实践模式，将这些概念集成到一个可行的格式中。人类作业模式就是寻求建立在现有的作业行为传统上的一种模式"（Kielhofner，引自 Madigan and Parent，1985，P.xviii）。

Kielhofner 的 MOHO 理论在 1985 年出版时，尚不清楚这一理论究竟是"作业行为理论的延伸和进一步发展"，还是一个新的理论方向（Madigan and Parent，1985，P.ix）。虽然很明显，从作业行为学的主要概念"角色、兴趣、价值观、个人因果观、内在动机和环境等"（Madigan and Parent, 1985, P.ix）来看，该模型与作业行为学有着逻辑上的联系，但 Reed 仍认为 MOHO 与作业行为学理论不同（尽管明显是从作业行为学理论发展而来的）。随着该模型的进一步发展，MOHO 与作业行为学理论的区别已得到了明确的证明。

在某些方面，随着时间的推移，该模式发生了巨大的变化，但其总体结构仍然保持不变。随着时间的推移，对其系统理论基础的描述方式发生了重大变化。在第 1 版中，对影响该模式的系统理论的特定方面的讨论清楚地表明了该模式是如何构建的，包括意志、习惯化和表现能力等组成部分。在 1985 年，意志、习惯化和表现能力最初被描述为子系统，并被概念化为具有等级关系。但是，在第 2 版中，它们被描述为子组件的层次结构（稍后解释）；在第 4 版（2008）中，它们被称为"相互关联的组件"（P.12），被概念化为非层次结构并相互影响。

在解释模式的系统基础时，在所有 4 个版本中，Kielhofner 都将其与机械论的观点进行了对比。在第 3 版中，Kielhofner（2002）解释说，该模式最初是为了响应该行业先前与医学的契合以及对健康的机械理解而开发的。（正如本书绪论中所解释的，在健康领域采用系统理论使西方国家能够更广泛地了解影响个人健康的因素。）

MOHO 的前两个版本解释了系统理论的各个方面，作为其理解人类作业的基础。在第 1 版中，该模式是基于开放系统理论提出的。在第 4 版中，Kielhofner（1985）对比了开放系统和封闭系统理论，表明封闭系统（例如，机器）会随着使用而磨损（熵），而开放系统则有能力建立并变得更加复杂（负熵）。就作业而言，则意味着人类可以通过做事得以发展并使之变得复杂化。

MOHO 的第 2 版是在动态系统理论上建立的。在第 1 版中，意志、习惯化和表现能力被概念化为子系统，并被概念化为具有等级关系，其中较高的系统指挥较低的系统，较高的系统受较低的系统所约束。因此，举例来说，意志被认为是最高的子系统，它可以指挥低级子系统，但又受其约束。

动态系统理论和开放系统理论之间的主要区别在于，在动态系统中，有机体具有重新组织自身的能力。系统将自身保持在最佳状态的方式被称为"稳态"（Kielhofner，1985，P.7）。在开放系统观点中，系统可保持其结构。然而，动态系统理论假设生物体能够自我重组并变得更加复杂。Prigogine 和 Stengers（1984）在他们的《从混沌到有序》（*Order out of Chaos*）一书中，用溪流中水流的例子来说明动态系统理论中关于重组能力的假设。当水流经过岩石时，它的流动状态变得不稳定且显得混乱（飞溅等）。然而，随着它的稳定状态越来越受到干扰，它可以重新组织自己，例如形成一个漩涡，而这个新形成的漩涡的组织方式与原始水流中的流动模式是不同的。

与这种从开放系统理论到动态系统理论的转变相一致，第 2 版中 MOHO 子系统（意志、习惯化和表现能力）之间的关系不再被视为层级结构（hierarchy），而被视为异级结构（heterarchy）。正如 Kielhofner（1995）所解释的那样："异级结构的概念认为，系统是根据其所处环境的需求而不是根据预先设定或固定的结构来安排自己的"（P.34）。

异级结构的概念是通过"行为的动态整合"假设（Kielhofner，1995，P.14）被应用于 MOHO 的。当使用机械隐喻（在生物医学中很常见）时，假设是结构导致功能。这表明可以根据生物体的结构预测行为。然而，当应用于人类时，结构无法解释人类的行为潜力以及人类如何从所有这些可能的行为中进行选择。正如 Kielhofner（1995）所说："人类在几乎无限多样的情感、认知和身体环境中进行表现"（P.15）。Kielhofner 提出，我们所执行的所有两个相同活动的实例没有完全相同的，因为人类能够根据情况的需求，以不同的方式整合他们的行为。正如流过岩石的水可以重新组织以适应周围环境一样，人类也可以通过作业进行"自我组织"。正如 Kielhofner（1995）所说："当我们进行工作、娱乐和执行日常生活任务时，我们不仅仅是在从事作业行为，也是在不断组织自己。我们在作业环境中应用身体和思维，并相应地组织它们。我们在所从事的作业中创造了运动能力、自我概念和社会身份。因此作业行为是自我创造的"（P.22）。

在前两个版本中，对该模式的系统理论基础进行了最公开、最详细的讨论。在第 3 版和第 4 版中，系统观点（作为一般概念）被提及（而不是详细解释），并主要与机械论视角进行对比（主要目的似乎是将 MOHO 与生物医学的还原论视角区分开来）。后面的两个版本都强调了系统论的 3 个概念，分别是异级结构、涌现和控制参数。

首先，异级结构可以与层级结构进行对比。如前所述，层级结构指的是一种组织结构，在这种结构中，上级指挥下级，下级制约上级。与此相反，异级结构是一种非等级组织，其中各组成部分根据整体需要发挥作用。也就是说，各组成部分根据其能力对整体做出贡献，不同组成部分之间的关系根据整体的要求进行重组。就 MOHO 而言，这意味着 4 个组成部分——意志、习惯化、表现能力和环境——是根据情景下的作业要求组合（或调用）的。其次，Kielhofner（2008）将涌现定义为"复杂的行为、思想和情感自发产生于多个组成部分的相互作用的原理"（P.25）。这表明这些行为、思想和感觉不是预先确定的，而是从意志、习惯化、表现能力和环境（将针对每种情况独特地组合起来）的组合中产生的。最后，控制参数是一个在发生变化时会改变整个动态的因素。Kielhofner 将其描述为导致"不同的新兴行为"的"关键变化"（P.26）。这意味着任何意志、习惯化、表现能力和环境的变化都会导致需要做出不同的行为反应。

MOHO 在其 4 个版本中的第二个发展方向与表现有关。在第 1 版中，表现被视为是人内部子组件异级结构中的最低级别。因此，它最初被概念化为由意志和习惯化支配并能够约束这两者。在后续版本中，表现被称为表现能力和生活体验。这种重新命名显示了对表现能力和对表现主观体验的关注，这两者都集中在表现的过程和潜力上，而不仅仅是作为结果的表现。在包括生活体验的概念方面，MOHO 的开发者似乎受到了 Cheryl Mattingly 工作的影响。Cheryl Mattingly 是一名人类学家，她在 20 世纪 80 年代的 AOTA 临床推理项目中将这些概念引入了作业治疗（Mattingly and Fleming，1994）。Mattingly 在讨论法国哲学家 Merleau–Ponty 关于现象学和具象经验的著作时，阐述了生活体验的概念。现象学区分了一个事件本身和一个人对该事件的体验，而 Merleau–Ponty 进一步强调，一个人是通过自己的身体来体验世界的。因此，表现能力以及个体对这种能力和表现的体验是 MOHO 后续版本的重要方面。

随着时间的推移，MOHO 取得进展的第三个主要途径是通过开发工具来辅助实践。虽然此处仅提供了简要的概述，但鼓励读者参考第 4 版，其中提供了关于作业治疗过程、评估和干预等各章节的讨论。首先，Kielhofner 和 Forsyth（2008a）提出了一个六步治疗推理过程：①提出问题，引导信息收集；②收集客户信息或与客户一起收集信息；③对客户进行概念化，包括优势和挑战；④确定客户参与制订治疗策略的目标和计划；⑤实施和修订治疗计划；⑥收集信息以评估结果。其次，已经开发了各种评估工具来帮助收集有关 MOHO 中重要概念的信息。表 6.1 提供了一系列评估工具及其涉及的 MOHO 相关概念。评估使用观察、自我报告和访谈的方法来收集信息。

表 6.1 MOHO 的评估（改编自 Kielhofner，2018）													
评估强调的概念	作业适应		意志			习惯化		技能			表现	参与	环境	
评估	身份	能力	个人因素	价值观	兴趣	角色	习惯	动机	过程	沟通			物理	社会
沟通与互动技能评估										×				
动作与处理技能评估								×	×					
作业功能评估		×	×	×	×	×	×		×					
儿童作业自我评估	×	×	×	×	×	×	×	×	×	×	×	×		
兴趣清单					×									
人类作业模式筛查工具		×	×	×	×	×	×	×	×	×	×	×	×	×
美国国立卫生研究院活动记录				×								×		

评估强调的概念	作业适应		意志			习惯化		技能			表现	参与	环境	
评估	身份	能力	个人因素	价值观	兴趣	角色	习惯	动机	过程	沟通			物理	社会
作业环境评估—访谈和评定量表			×	×	×	×	×				×	×	×	×
作业表现回顾性访谈Ⅱ	×	×	×	×	×	×	×							
作业调查问卷			×	×	×							×		
作业自我评估		×	×	×	×	×	×	×	×	×			×	×
学习的作业治疗心理社会评估			×	×	×						×	×	×	×
儿童兴趣面貌		×	×			×	×					×		
儿童意志问卷			×	×	×								×	×
角色清单				×		×								
儿童作业面貌简表											×	×	×	×
学校环境访谈	×	×	×	×	×	×	×	×	×	×		×	×	×
意志调查问卷		×	×	×										
工人角色访谈	×	×	×	×		×							×	×
工作环境影响量表													×	

最后，关于干预，Kielhofner 和 Forsyth（2008b）提供了 9 种有助于改变作业参与的客户努力类型。他们提出，作业治疗师在与客户合作时考虑这些因素是很重要的。

- 选择和决策是客户参与作业的重要方面。
- 客户需要承诺在做出改变所需的时间内采取必要的行动。
- 客户需要准备好探索作业的选择，以及与他们相关的感受和经历。
- 客户需要找到"为作业表现和参与提供解决方案和（或）赋予意义的新信息、行为选择、新态度和新感受"。
- 客户需要有机会协商治疗方案。
- 如果客户计划如何实现作业投入目标，他们可能会更成功地实现作业投入目标。

- 作业转变需要实践。
- 客户经常需要重新检查"已不再有效或已导致困难的知觉、感觉、信念和行为模式"（P.177）。
- 客户往往需要在困难和不确定的情况下长期坚持努力。

Kielhofner 和 Forsyth（2008c）也确定了 9 种治疗策略来实现改变。

- 确认客户的经验、观点和努力。
- 确定可以促进改变的因素。
- 给予反馈。
- 提供建议。
- 与客户协商。
- 组织客户的作业参与。
- 辅导，包括指导、示范、引导、口头和（或）身体提示。
- 鼓励客户探索、实践、坚持努力。
- 提供身体上的支持。

他们提出，这些治疗策略用于影响作业参与，并补充客户可以为治疗遭遇做出贡献的不同类型的努力。他们还强调，该策略是基于 MOHO 理论，所以使用 MOHO 的作业治疗师应该熟悉其理论基础。

总之，MOHO 在过去的 30 年里不断变化和发展。尽管一些概念（意志、习惯化和表现能力）从原始版本中保留了下来，但关于人类及其作业的理论假设随着时间的推移已经发生了变化。也就是说，人类最初被定义为开放系统，后是动态系统，然后是相互关联的组成部分。随着时间的推移，该模式越来越强调人们要具备根据作业和环境的需求来组织其技能的能力。

记忆辅助

见专栏 6.1。

专栏 6.1　MOHO 记忆辅助
作业认同：作为一个从事作业的人，这个人对自己现在是谁，过去是谁，将来会 / 想成为谁的感知是什么？

作业能力：此人在多大程度上保持了与他的作业认同感一致的作业参与和参与模式？

参与：在他的社会文化背景下，此人是通过何种方式参与（或想要参与）工作、娱乐和日常生活活动，以响应他的需求／愿望和社会期望的？

表现：此人在工作、娱乐和日常生活活动领域中能够／不能从事的作业形式／任务是什么？

技能：此人的动作、处理和（或）沟通／互动技能与他想要／需要做什么的匹配程度如何？

意志：这个人的动机、价值观和兴趣是什么？在多大程度上影响自己的职业、境况和环境？

习惯化：这个人需要／想要履行什么角色？这个人的习惯在多大程度上支持了他在特定环境中从事作业和角色的能力？

表现能力：这个人的身体系统是如何支持表现的？他如何从事作业？这个人在这个世界上的具体表现是什么？

环境：环境如何影响这个人的作业参与（它提供的机会和资源，施加的要求和约束）？

改编自 Kielhofner，2008，P.148。

结论

MOHO 是持续发展时间最长的作业治疗实践模式，至今已有 30 年的更新和发展历程。它的创建最初是为了给许多与作业行为传统相关的概念提供组织构架。前两个版本将其概念基础置于系统理论之中，并将重点放在影响表现的子系统组成的人身上。这些子系统分别是意志，习惯化和表现能力。在其早期发展时期，它是少数几个关注人类作业动机方面的实践模式之一。因此，它在促进人们对作业的理解方面具有相当大的影响力，而这种理解已经超越了对身体和损伤的关注，而是扩展到了感觉运动、认知和社会心理功能。

MOHO 的第 3 版和第 4 版不再强调作为理论基础的系统理论，而是越来越关注作业过程中人与环境的关系。虽然保留了意志、习惯化和表现能力的概念，但它们不再被概念化为系统的组成部分。取而代之的是，它们被用来理解人们如何"选择、组织和从事自己的作业活动"（Kielhofner，2008，P.12）。在这两个版本中，这 3 个概念与环境一起被认为是用来理解人类作业的 4 个主要概念的一部分。在后两个版本中，这 4 个概念还与参与、表现、技能、作业认同、作业能力和作业适应结合在一起。

MOHO 的一个独特之处在于，随着时间的推移，评估工具得到了实质性的发展。没有其他的实践模式将这些类型的工具发展到这种程度。与该模式对主观体验的关注一致，这些评估工具采用观察、自我报告和访谈等方式。该模式还概述了指导干预的过程。

主要作品

Kielhofner, G. (Ed.), 1985. A model of human occupation: Theory and application. Williams & Wilkins, Baltimore, MD.

Kielhofner, G., 1995. A model of human occupation: Theory and application, second ed. Williams & Wilkins, Baltimore, MD.

Kielhofner, G., 2002. A model of human occupation: Theory and application, third ed. Lippincott Williams & Wilkins, Baltimore, MD.

Kielhofner, G., 2008. A model of human occupation: Theory and application, fourth ed. Lippincott Williams & Wilkins, Baltimore, MD.

参考文献

Csikszentmihalyi, M., 1990. Flow: The psychology of optimal experience. Harper & Rowe, New York.

Kielhofner, G. (Ed.), 1985. A model of human occupation: Theory and application. Williams & Wilkins, Baltimore, MD.

Kielhofner, G., 1995. A model of human occupation: Theory and application, second ed. Williams & Wilkins, Baltimore, MD.

Kielhofner, G., 2002. A model of human occupation: Theory and application, third ed. Lippincott

作业治疗经典模式及实践应用

Williams & Wilkins, Baltimore, MD.

Kielhofner, G., 2008. A model of human occupation: Theory and application, fourth ed. Lippincott Williams & Wilkins, Baltimore, MD.

Kielhofner, G., Forsyth, K., 2008a. Therapeutic reasoning: planning, implementing, and evaluating the outcomes of therapy. In: Kielhofner, G. (Ed.), A model of human occupation: Theory and application, fourth ed. Lippincott Williams & Wilkins, Baltimore, MD, pp. 143–154.

Kielhofner, G., Forsyth, K., 2008b. Occupational engagement: How clients achieve change. In: Kielhofner, G. (Ed.), A model of human occupation: Theory and application, fourth ed. Lippincott Williams & Wilkins, Baltimore, MD, pp. 171–184.

Kielhofner, G., Forsyth, K., 2008c. Therapeutic strategies for enabling change. In: Kielhofner G. (Ed.), A model of human occupation: Theory and application, fourth ed. Lippincott Williams & Wilkins, Baltimore, MD, pp. 185–203.

Kielhofner, G., Borell, L., Holzmuller, R., et al., 2008. Crafting occupational life. In: Kielhofner, G. (Ed.), A model of human occupation: Theory and application, fourth ed. Lippincott Williams & Wilkins, Baltimore, MD, pp. 110–125.

Madigan, M.J., Parent, L.H., 1985. Preface. In: Kielhofner, G. (Ed.), A model of human occupation: Theory and application. Williams & Wilkins, Baltimore, MD. Mattingly, C., Fleming, M.H., 1994.

Clinical reasoning: forms of inquiry in a therapeutic practice. F.A. Davis, Philadelphia, PA.

Nelson, D., 1988. Occupation: Form and performance. Am. J. Occup. Ther. 42 (10), 633–641.

Prigogine, I., Stengers, I., 1984. Order out of chaos: Man's new dialogue with nature. New Science Library, Boulder, CO.

第七章 Kawa 模式

章节目录

主要概念和术语定义 ···································· 143

河流的元素 ·· 145

河流的隐喻 ·· 148

模式发展的历史概述 ···································· 149

日本文化背景 ·· 150

　个体的中心地位 ······································· 150

　作业存在者 ·· 151

　作业概念重塑 ··· 152

模式的开发历程 ··· 153

模式的实践应用 ··· 155

记忆辅助 ·· 157

结论 ·· 158

主要作品 ·· 159

参考文献 ·· 159

　　Kawa（日语中的河流）模式，又称河川模式，是由日裔加拿大作业治疗师和社会科学家 Michael Iwama 以及其他日本的作业治疗师共同开发的。Kawa 模式是本书所回顾的模式（尽管有些模式已经更新）中最近发展起来的。Kawa 模式在 21 世纪初的各种会议上就已经提出，而概述该模式的主要文本于 2006 年发表。该模式最初是为了满足日本作业治疗实践中对适合且有用的作业治疗模式的需求而开发的。因此，西方读者在学习这一模式时所面临的挑战是如何在日本文化背景下去理解它，以及它是如何在此文化背景下发展起来的。Kawa 模式用一条由多种元素（如水、岩石、浮木、河底和河岸）组成的河流作比喻。对于许多读者来说，可能的误区是从个人主义视角来看待这个隐喻及其元素。若以这种方式理解，这个模式看起来和其他涉及人、环境和作业的作业治疗模式没什么区别。然而，通过理解嵌入在集体主义文化（如日本文化和各种原住民社会的文化）中关于自我和能动性的本质的假设，西方读者将能更好地理解此模式中各种

作业治疗经典模式及实践应用

元素的意义。为了便于理解，作者在整个模式的描述中都进行了注解，强调每一种现象在该种文化上的适当理解。Iwama 还对集体主义和存在主义观点进行了区分。前者是许多东亚文化和日本本土文化所特有的视角，后者是西方文化中常见的个人主义方法的特征。

主要概念和术语定义

Kawa 模式是围绕着一条河流及其元素的隐喻来构建的。它用河流的图像来代表"生命的能量"或"生命的流动"。在此模式中，作业治疗的目的是在河流各方面保持和谐平衡的背景下促进这种生命的流动。河流本身被用来描述一个人的生命历程（图 7.1），人生中不同时期的河流断面（图 7.2 和 7.3）可以揭示河流中的元素。这些元素是河底、河岸、岩石、浮木以及它们之间的空间。每个元素代表了一个人生活情境的一个方面。水流流过由这些元素的相对位置和大小组成的通道。通过改变元素的位置、大小和形状来增加或减少水的流动，河流可以发生变化。这种改变的潜力是作业治疗干预的基础。

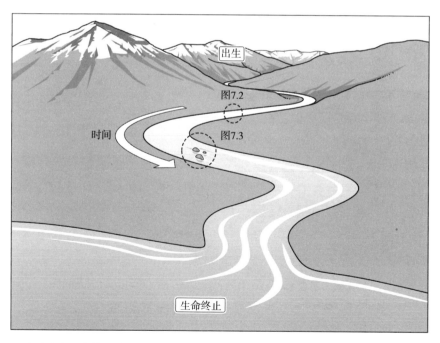

图 7.1　隐喻生命历程的河流。引自 Iwama，The Kawa Model（2006）Churchill Livingstone，已获得 Elsevier Ltd. 授权许可

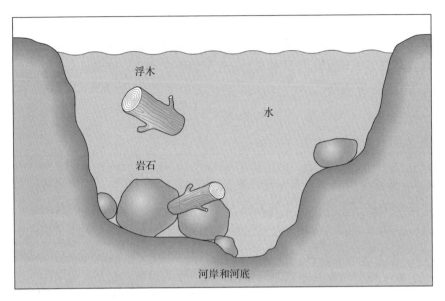

图 7.2 河流的元素。引自 Iwama，The Kawa Model（2006） Churchill Livingstone，已获得 Elsevier Ltd. 授权许可

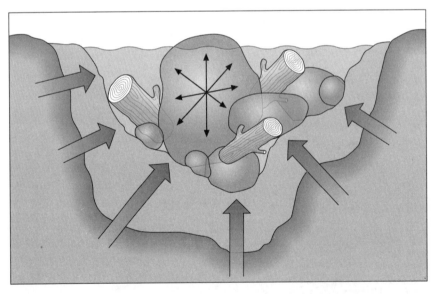

图 7.3 限制水流的元素。引自 Iwama，The Kawa Model（2006） Churchill Livingstone，已获得 Elsevier Ltd. 授权许可

河流用来代表生命的流动或能量。它可以指一个人、一个家庭或一个组织的生命（Iwama，2006）。在河流的隐喻中，强调了环境对塑造河流的重要性。河流的形成是因为雨水和融雪等产生的水流向陆地的最低点。根据周围的地理环

境，河流开始时的水量和水流类型各不相同。它们还会流向湖泊（其中一些湖泊可能是干涸的）和大海。河道形态取决于周围地理环境、河水流动的强度以及河流中的岩石、浮木等。同样，随着河流水质和河道中其他构成元素的变化，河流不同区段的水流状况也会发生变化。

在 Kawa 模式中，河流被用作生命旅程的隐喻，河流的起点代表生命的诞生，而生命的终点则是河流流入更大的水域，如大海。正如 Iwama（2006）所解释的那样："一个人的生命或河流中最理想的幸福状态，可以用一种强劲、深沉、畅通无阻的水流形象来比喻"（P.143）。作为生命的隐喻，这条河表明了人们的生活是由他们出生和生活的独特背景以及自身的性格和技能所塑造的。正如河流的蜿蜒曲折一样，人们的生活也以各种各样的方式发生着变化。这些变化中，有些是可以预料到的，有些是意料之外的，有些是由周围环境塑造的，而有些则主要是由水流塑造的，水流改变了河底和河岸的形状。有时人们生命的流动会被障碍物阻碍，而有时一切似乎又流动得很顺畅。有些人出生或生活在像宽阔的河流一样轻松流动的环境中，而另一些人的生活则充满了障碍，这些障碍对他们的生命之流产生了重大影响。

河流的整体代表了一个人的一生，而在河流不同位置的截面则显示出河流元素的不同排列。在一些地方，河水可能又宽又深，水流可能基本上不受障碍物的阻碍。而在另一些地方，河道可能很窄，水流过岩石或落入瀑布。还有一些地方，水流可能会因碎石或岩石的阻碍而受阻，使水流停滞不前。同样，如果降雨量发生变化，河流可能会强劲奔流或者几乎干涸，导致河流的同一段在不同时间看起来也会不同。在 Kawa 模式中，既要关注河流的整体，也要关注不同地方的截面。在横断面视图中，河流的各种元素被用来隐喻生活的不同方面。

河流的元素

Kawa 模式中第 1 个元素是水。在 Kawa 模式中用来表示生命能量或生命流动的河流元素。在许多不同的文化中，水具有与生命相关的象征意义。水通常被视为生命的象征，因为从生物学角度来说，水是维持人类生命必不可少的东西。Iwama（2006）指出，虽然水被认为是纯净的、清洁的和自净的，并且常常与精神层面联系在一起，但在世界各地，水也承载着多种多样的文化意义。Iwama 鼓励人们去探索水在人们可能参与的特定文化中的象征意义。

水的流动性使得它可以流过、绕过和穿过其路径上一系列不同的障碍物和沟渠。作为一种液体，它具有塑造和被周围或包含它的任何物体塑造的能力。它可以呈现出容器的形状，但它也有塑造其流经的事物的能力。例如，暴露在水中的岩石所发生的侵蚀证明了水塑造周围环境的能力。如 Iwama（2006）所说："正如人们的生活受到周围人和环境的束缚和影响一样，河流中的水以类似的方式接触岩石、墙壁、河岸和河流的所有其他元素，这些元素也在以类似的方式影响水的容积、形状和流速"（P.144）。他还解释了水和周围环境事物之间这种相互影响的关系对于理解集体文化是多么重要。他说："集体主义导向的人往往把庞大的自我价值放在关系中。'归属'和'相互依赖'比单方面的能动性和个人决定论更有价值。在此经验中，相互依存的自我在特定的时间和地点深受周围社会环境的影响，甚至起到了决定性作用，就像河流中的水在任何给定的地点，都会在形态、流向、流速、体积和清澈度上有所不同"（P.145）。

水也有填满其他物体之间空间的能力，且只需要很小的空间就能在其中流动。作为生命的隐喻，这可能意味着即使是在最小的通道中，生命的流动也是可能的。从这个隐喻的角度来看，作业治疗师的任务就是观察个人日常生活环境下的各个方面，并促进更多的生命流动。"当生命能量或流动减弱时，作业治疗客户，无论是个体还是集体，都可以被描述为不健康的或处于一种不和谐的状态"（Iwama，2006，P.144）。作业治疗师可以利用河流中的任何元素（以及它们的组合）来促进生命的流动。

第 2 个元素是河岸和河底。正如河岸和河底塑造了河流的走向、深度和宽度一样，在 Kawa 模式中，河流的这些部分也用来指代客户周围的环境，即他们所处的社会环境和物理环境。Iwama（2006）指出，在集体主义社会背景下，这些可能是决定一个人生命流向最重要的决定因素，因为环境背景在决定自我体验和个人行为后续的意义方面发挥了首要作用（P.146）。

在讨论河岸和河底时，Iwama 主要关注的是社会环境，可能是因为向西方受众强调集体主义社会的本质很重要。他强调，社会环境主要指那些与客户有直接关系的人，他举例说明了河岸和河底可能代表的东西，如家庭成员、宠物（对他们来说很重要）、朋友、同事、同学等。他还强调说，在某些文化中，对已故家庭成员的记忆可能对人们产生重要影响，在某些情况下，与这些已故亲属交谈可能是某些特殊客户的一项重要作业活动。

在使用 Kawa 模式时，作业治疗师必须综合考虑河流的各个元素，以尽可能获得更加整体的视角。因此，在考虑河岸和河底时，重要的是要理解没有任何特定的形状是"最理想的"。重要的是通过河流中各种元素的组合、位置和相互作用能够明确流过的水量。例如，有较窄或较浅的河岸和河底的河流，如果没有障碍物阻挡其流动，就可能允许足够的水流。同样，一条筑坝后的深河，也会以一种与河岸和河底的自然形状无关的方式限制河流的流动。打个比方，环境肯定会塑造一个人的生命流动，但这种方式既可能是促进的，也可能是抑制的。使用Kawa模式，作业治疗师可以寻找帮助塑造环境的方法，以促进客户河流的流动，并增强客户与环境之间的和谐。

Kawa模式的第3个元素是岩石，在Kawa模式中用于表示客户认为有问题的生命环境。这些生活情境阻碍生命流动且客户认为难以移除。正如岩石的形状、大小及其与河岸和河底的位置关系可以扰乱水流一样，岩石也被用来代表人们生活中的此种生活情境。一个人生命中的岩石可能是来自身体损害的挑战，在特定的环境中，身体损害阻碍了他们的生命能量。用河流的形象来比喻，这块岩石的大小和位置与河岸和河底的形状有关，可能会阻碍水的流动。然而，在有不同形状的河岸和河底的河流中，同样的岩石对水流动的影响可能很小。因此，在使用Kawa模式时，与客户讨论生命流动的潜在障碍对他的实际影响程度是非常重要的。

Kawa模式的相关出版物（Iwama，2006）中提供的许多岩石实例与身体结构和功能损伤有关，如焦虑、抑郁、臂丛神经损伤和肺气肿等；而另一些则与表现问题有关，如在日常生活活动和自我照顾方面遇到困难。然而，其他被列出的岩石为金钱和人际关系，这说明一个人生活中的障碍可能与身体结构和功能损伤之外的事情有关。每个人生命中的生活环境和生活背景都是独特的，且因人而异。

在Kawa模式中讨论的第4个元素是浮木。浮木的形象用于代表：

可以积极或消极地影响主体环境和生命流动的个人属性和资源，如价值观（如诚实、节俭）、性格（如乐观、固执）、个性（如矜持、外向）、特殊技能（如木工、演讲）、非物质（如朋友、兄弟姐妹）和物质（如财富、特殊设备）、资产以及生活状况（农村或城市、合租等）。（Iwama，2006，P.149）

这些个人属性和资源的例子中，有些指的是个人特征，而有些则与个人的直接背景和环境有关。虽然浮木也被描述为代表个人的有利因素和不利因素，但个人属性和资源的概念可能更能体现浮木在这个模式中的含义。有利因素和不利因素的形象通常从存在主义的角度来解释，指的是个人自身的特征，而不是他周围的特征，而浮木包括个人的外部资源。

有利因素和不利因素这一概念的效用在于强调这样一个事实：这些属性和资源可以对生命流动产生消极或积极的影响。例如，Iwama（2006）提供了一个表格，列出了浮木的例子，以及每个例子可能对个人生活产生的积极和消极影响。其中包括：对未来的期望可以产生积极的影响，提供目标或期待的东西，但也可能产生消极的影响，成为挫折、压力和担忧的来源；父母优越的经济状况可能会对家庭装修购买所需产生积极的影响，但也可能会增加客户的依赖性，并导致其个人技能发展不足。

与岩石相比，浮木被认为不太持久，而且在河流中更不稳定。浮木可以随水流一起移动，移动的状况取决于它们的形状和数量，也可能会困在岩石上，或者组合成一个水坝限制水流。然而，当它们被水流的力量携带时，也可以排开障碍或在河岸或河底上凿出渠道，从而增加水的流动。

在 Kawa 模式中，最重要的元素是障碍物之间的空间（在日语中被称为 sukima），其有助于我们从这个模式的角度理解作业治疗的重点。书中讨论空间的那一部分有一个优美的标题："Sukima（障碍物之间的空间），生命能量仍在流动：作业治疗的希望"（P.151）。在 Kawa 模式中，sukima 的概念是基于将作业治疗作为一种基于优势的方法的理解。sukima 强调理解客户情境中生命流向的重要性，并策略性地、最大限度地促使这种流动，而不是专注于问题的补救。

虽然减少障碍物的大小和形状可能是一种可以用来最大限度地提高生命流动的策略，但这只是提高已经存在于河流中的生命流动空间的许多方法中的一种。Kawa 模式关注物体之间的空间，而不是物体本身，它强调以一系列方式促进生命流动的潜力，包括缩小问题的规模和形状，在客户周围的环境中开辟渠道或改变环境的形状，以及最大限度地利用客户现有的有利因素和资源。以河流为喻，水流的空间有可能通过摩擦而增加，摩擦会磨损或移动周围阻碍水流的东西。

河流的隐喻

在解释隐喻与作业治疗实践的相关性时，Iwama（2006）将空间的概念与社会角色和作业联系起来。首先，他以举例说明的方式解释说，关节炎等功能性损伤在模式中可用岩石来表示，而社会群体或个人可代表河岸。这两者之间的空间，也就是水流过的地方，可代表一个特定的社会角色，如父母、工人或朋友等。其次，他指出，从东方的角度来看，生命流动的空间代表着"作业"（P.151）。这种社会角色和作业的联系有助于认识东方人对作业的理解。在集体主义社会中，人的行为的意义来自人在社会中的地位。因此，作业成为个人履行其社会角色的一种手段。例如，在其他情况下，不采取行为可能是个人履行这些职责的方式。

对河流隐喻的思考有助于强调如何利用 Kawa 模式来理解一个人的生命流

动，以及作业治疗在促进这一过程中可能发挥的作用。人们生活的社会塑造了一个人所扮演的各种角色（如塑造河流的形状和方向）以及可能与此人和（或）其环境有关的障碍物（岩石），这些障碍物会阻碍此人的生命流动和他履行这些社会角色的能力。人的性格、技能和环境（浮木）都是由水携带的，可以畅通无阻地流过河流，也可以被困在河岸、河底或岩石之间。如果浮木堵塞了河流，它可能会阻碍水的流动，或者它的筑坝效应可能会与水的力量结合起来，以清除障碍物，或者通过河岸和河底上的新渠道将水流分流。

水经常能找到新的渠道让其流通的事实提供了"作业治疗的希望"（Iwama，2006，P.151）。只需要一个很小的空间就可以供水流通，从而提供增强生命流动的潜力。作业治疗师可以利用自己的创造力与客户或群体，以及那些与客户或群体有关联并在塑造客户的社会角色方面有指导意义的人合作，以寻求增加水流通道的方法。应用 Kawa 模式时，作业治疗师应以整体的方式观察河流的每一个横截面，并记住可以通过多种方式促进水的流动。探索是否有方法可以塑造河岸和河底来增加空间，是否可以移动岩石或缩小岩石尺寸，以及探索如何最好地利用浮木来扩大现有的空间，从而扩大水流的空间。作业治疗师也可以寻找容易开辟新水道的地方（如可能获得的新社会角色）。因此，河流隐喻强调，正是河流各元素之间的独特组合和关系，构成了理解客户或群体当前需求的基础，以及在特定生活环境中满足这些需求的可能性。

模式发展的历史概述

Kawa 模式最初是由日本的一群作业治疗师共同开发的，是一种与日本文化相关的模式，以集体主义和等级制度为特征。由于作业治疗是在西方发达国家发展起来的一门专业，日本作业治疗师发现，作业理论基础所依据的许多假设与日本人对生命和人的本质的理解不同。Iwama（2006）解释了日本作业治疗师在日本文化背景下尝试使用西方国家发展的概念所面临的问题。他说：

尝试适应基于与日本文化截然不同的文化背景的理论和评估，对于日本的作业治疗专业来说是一场显而易见的危机。日本引进的作业治疗的概念和理论在很大程度上与本土的现实经验是不协调的。它们是用一种外来的符号系统（语言）写成的，其中许多概念在日语词典中没有直接的对等词。它们的定义被简化为机械的直译，具有西方作业治疗的形式，但缺乏意义和力量来告知和指导有意义的、有价值的实践。（P.117）

Iwama 在其著作中明确指出了这种跨文化困境，他还指出，无论在哪里，当作为西方作业治疗文化基础的文化规范（体现在其当代的模式中）无法与客户和作业治疗师的文化产生共鸣时，都会存在类似的跨文化挑战。

Iwama（2006）通过一个为日本作业治疗师举办作业理论研讨会的轶事，说明了西方理论在日本文化中的文化翻译问题。在研讨会结束时，他发现参与者对理论的理解并不比开始时更好。他逐渐意识到，这个研讨会可能是许多参与者在认真尝试理解作业理论时所参加的众多研讨会之一。由于日本作业治疗专家普遍存在理解作业治疗理论概念的困难，Iwama 开始意识到问题可能在于理论与文化的相关性，而不是参与者的问题。正如他所说：

> 由于缺乏在自己的文化理解范围内具有意义的有形叙述或模式，日本的治疗师认为，由于缺乏以可理解的方式定义作业治疗的哲学和意识形态指导方针，他们在一定程度上感到很沮丧。他们作为作业治疗师的身份正在受到威胁，因为他们缺乏有意义的理论来帮助他们解释其实践范围和界限。（P.119）

这种意识为与文化相关的作业治疗理论的发展提供了动力。Iwama 相信，作业治疗在日本已经存在了 35 年，对"表面上可以观察到的实践形式"（P.120）一定有某种不言而喻的概念基础，于是他找到一群日本从业者，并提出了开发自己的模式的建议。这个过程最终促成了 Kawa 模式的发展。

日本文化背景

Iwama（2006）声称，在西方对作业治疗的基本理解中，有 3 个基本概念在 Kawa 模式的发展过程中受到了严峻的挑战。这 3 个基本概念是：个体的中心地位，人类作为作业存在者的默契理解，作业是自我和环境之间的连接。文中对每一种假设都进行了讨论。

个体的中心地位

第一个假设，与许多其他亚洲文化一样，日本是一种集体主义文化，在此种文化中，自我与周围现象（如其他人、植物、动物以及像岩石一样的无生命结构）分离的概念是完全陌生的。在解释这一假设与西方世界观之间的差异时，Iwama（2006）将西方世界观描述为一种"存在主义观点"（P.142），其中个体自我是焦点。这种存在主义观点在诸如"以人为中心"和"以客户为中心（客户被概念化为个体）"等术语中显而易见。这些术语通常用于作业治疗中以强调人的价值，从而将整体观点与生物医学观点形成对比。然而，这些术语也证明了在西方文化中对个体的关注是至高无上的。

相比之下，集体主义文化认为个体只是许多不同元素中的一个，这些元素以相互影响的方式结合在一起构成生活。集体是这种文化观的焦点，与个人主义文化中个体对环境的掌握相比，集体内部的和谐成为目标。Iwama 用"去中心化的自我"这个词来指代自我的概念，即"嵌入群体中，与自然和环境不可分割"（P.39）。Iwama（2006）解释说，去中心化的自我概念源于"东亚宇宙神话或世界观，将宇宙及其所有元素（包括神、自然动植物、有生命和无生命物质）描绘成一个不可分割的整体"（P.41）。

作业存在者

Iwama 挑战的第二个假设是人类作为作业存在者的概念，作业存在者是许多作业治疗论述的核心。关于这一假设，Iwama 提出了两个问题供斟酌。第一个问题是人类是否天生具有"作业性"。第二个问题涉及 Wilcock（1998）提出的行为、存在和成为框架，该框架基于人类是作业存在者的假设。

关于人类本质上具有作业性的说法，作业科学从实证研究中得出结论，人类对作业有生物学需求。这一假设支持了这样一种观点，即从事作业可以增进健康和幸福，因为人们需要做一些事情来维持自己的健康和幸福。这一假设自创立以来一直是作业治疗理论的核心原则。例如，一句广为人知的名言是："人，通过使用双手，因为双手受到思想和意志的激励，可以影响自己的健康状况"（Reilly，1962）。

然而，Iwama（2006）提出，人类作为作业存在者的概念是基于一种存在主义对人类的理解，而不是集体主义，因此它可能与集体主义文化无关。他解释说，从存在主义的角度来看，人类可以通过对环境采取行动来控制环境。他们可以发挥个人能动性，也就是说，通过参与作业，他们可以成为环境变化的推动者。自作业治疗早期以来，掌握环境的概念一直是作业治疗理论的一个核心概念。

从集体主义的观点来看，个人能动性和行动与健康和福祉之间的这种联系是不相关的，因为个人能动性在逻辑上不会通过对环境的控制而促进健康和福祉。正如 Iwama 所解释的那样："在日本的集体经验中，与其说是自我，不如说是群体在起作用"（P.51）。在集体主义社会中，人和环境不是并列的，也不能理解为独立的实体，而是集体整体的组成部分。因此，为了提高整体健康，个人需要在环境中而不是对环境采取行为。由于一个人的生活环境是自我的一部分，因此，试图保持对一些被定义为自我的一部分的东西的掌握是没有意义的。相反，健康和幸福感与创造和维持人与其生活环境之间的和谐有关。正如 Iwama（2006）

所解释的那样："幸福状态取决于人类和自然的关系……自我与他人、自我与自然之间的和谐构成了日本人'安全感'、归属感和幸福状态最终赖以存在的基石。归属感的必要性和追求和谐的持久动力构成了日本'集体主义'的基础"（P.116）。因此，健康是一个人生活中所有元素之间和谐与平衡的结果。

从人类是作业存在者这一假设出发，产生了"做、作为和成为"框架。在这个框架中，Wilcock（1998）提出"做得好、幸福和成为人们最适合成为的人对健康至关重要"（P.255）。然而，Iwama（2006）通过阐明该框架与日本文化缺乏相关性，证明了这一框架的文化特定性。他提出，为了更适合日本文化，概念的顺序应该是成为、作为和做（而不是从做开始，然后再到作为和成为），因为日本人主要对他们的社会关系负责。正如他所说："身份和意义的问题被归于集体，而不是内省的过程……角色由集体赋予，由个人接受，因为没有一个人被认为比集体更大。一旦角色明确出来，自我就会出来执行集体的使命"（P.52）。因此，在一个集体主义社会中，成为先于并指导人们如何去做。

作业概念重塑

Kawa 模式挑战的第三个假设是作业被定义为自我和环境之间的连接。正如前两个假设所证明的，存在主义方法假设人与环境是分开的，作业是人们对环境采取行为以掌握它的手段。然而，当离开这个角度，作业及其目的需要重新定义。从集体主义的角度来看，个体行为来源于个体在集体中的位置，是成为的结果，而不是一个人与环境互动和自我实现的手段。一个人的自我意识是通过了解和体验自己在集体中的位置而发展起来的，而不是通过个体行为。因此，个体的行为是由集体的需要决定的，个体的参与是个体在集体中的地位的结果。因此，作业不是一个人控制环境的手段，而是一个人在集体中的位置的结果。

这种差异对作业的概念化有重要意义。在当前的作业治疗论述中，作业被定义为对个体有意义的行为。在存在主义文化中，当人类行为与个体的目标、兴趣和价值观有关时，它对个体就变得有意义了。在集体主义文化中，当人类的行为服务于满足集体要求的功能，并维持个体在集体中的位置时，它对个体来说才是有意义的。正如 Iwama（2006）所述："在日本社会，行为是重要的，但如果脱离了它发生的社会背景，可能就没有多大意义了"（P.116）。因此，必须理解作业的语境含义。

当考虑到在作业治疗实践中使用的评估和目标设定工具时，这些观点的差异就凸显出来了。由于（有意义的）作业和个人目标设定之间的联系，引出和建立以客户为中心的目标是在以客户为中心的作业治疗实践中确定优先级的主要方式。然而，要在集体主义文化中确定有意义的作业，评估可能需要从对"成为"的理解开始，而不是目标。这样的理解使作业治疗师与客户可以一起工作，以确定什么样类型的作业可以用来支持客户的"成为"。

日本社会不同于西方文化的另一个方面是对时间的定向不同。总的来说，西方文化是未来定向的。这在作业治疗实践中是明显的，通过强调目标设定，旨在以客户为中心，其假设是通过实现目标来实现环境的掌握。然而，日本社会的特点是定位于当下的时间定向。作业治疗实践的含义是，与其使用治疗活动或作业来达到（未来的）目标，治疗过程本身变得最重要。

模式的开发历程

Kawa 模式是由日本西部的作业治疗师、教育工作者和学生开发的，采用了一种自然主义的研究方法，将启发式研究和（改良的）扎根理论相结合。他们采用了定性研究方法来"挖掘与他们的经验以及对日本作业治疗的解释有关的原始概念"（Iwama，2006，P.120）。他们的目标是发展一个概念模式，该模式以日本人为研究对象，使用日语，使用日本的具有高度语境意义的概念和隐喻（P.120）。Iwama 声称，Kawa 模式是亚洲首创的同类模式之一，因为亚洲一直倾向于从西方世界引进理论。

在两年半的时间里，由 20 名代表不同临床实践背景的参与者组成的小组每月举行一次焦点小组会议，每次会议约 6 个小时。小组总共举行了 50 多次会议。这些小组的唯一纳入标准是参与者"对作业治疗理论有兴趣，希望他们的临床实践在理论上更加清晰"（P.121）。虽然在日本广泛使用的扎根理论为研究提供了整体结构，但在收集数据的过程中也进行了与文化相关的修改。例如，在日本社会中人们的社会行为会受到他们在社会等级制度中的地位的影响，他们很可能会听从该群体资深成员的意见。为了尽量减少此类等级制度对所收集数据的影响，他们进行了 3 次修改。这些修改包括：小组的高级成员允许和鼓励初级成员表达他们的意见；使用较小的子小组来增强一系列小组成员的表达；使用一系列数据收集方法，如在卡片上书写回答、集体绘制图表等，这些方法不依赖于小组的口头表达。

许多问题被用来生成数据。最初，使用两个开放问题来集中讨论。问题1：作为日本作业治疗师，你如何看待健康、残疾和疾病的概念？问题2：作业治疗与这些概念有什么关系？这些问题可以被用来探讨参与者对日本作业治疗意义的看法。这些问题被认为是很重要的，因为据观察，作业治疗师似乎普遍存在身份危机。随后，总的调查方向是探讨日本作业治疗的意义。其他问题则用于更具体地指导探究，并为完成任务所需的人提供更多的结构。其中包括："你在日本社会中扮演什么角色？""你（在干预方面）做什么，为什么？""你的客户是谁？""在你的工作中你关心什么？""你（日本作业治疗师）如何定义和看待'健康''残疾'？"（P126-127）。数据以分类和汇总数据的照片形式记录下来，参与者所做的笔记也作为数据记录下来，有些会议还会被录像。

Iwama（2006）详细描述了标准的扎根理论过程，即通过使用开放编码和轴向编码的早期步骤对数据进行归纳分析，其中数据被"分割"（P.127）成小部分，然后分别组合成连接类别的分组。Iwama 说，在解释轴向编码阶段产生的代码时，参与者根据其情境解释每个代码。他认为"情境相对主义在整个过程中都是显而易见的，并强调了情境或'ba'（日语词汇，通常译为场所、情景）在这些日本治疗师对现实的解释和判断中所起的重要作用"（P.127）。Iwama（2006）也评论了参与者的偏好，当被问及作业治疗的意义时，强调了"生命"和"生命力"。

通过对数据进行分组，制定了 5 个暂定的主题类别（Iwama，2006，P.128）。

- 生命流动和健康。
- 环境因素（社会、'ba'、物理障碍）。
- 生活环境和问题。
- 个体的有利因素和不利因素。
- 作业治疗干预。

扎根理论中数据分析的最后一个阶段是选择性编码。在选择一个"中心概念"并将其与其他类别联系起来的过程中，很明显，没有任何概念比中心概念更具有中心意义。相反，所有的概念都被联系起来并被认为是相互影响的。正如 Iwama（2006）所解释的那样："这种配置和结构可以被描述为一个动态的规则，其中任何一个概念在规模和质量上的破坏或变化都会影响所有其他概念的规模和质量"（P.129）。他还描述了在数据分析的选择性编码阶段之前，一位与会者的建议，即通过使用河流隐喻可以更好地解释这 5 个概念及其相互关联，这得到了整个小组的一致认同。河流隐喻似乎更符合一个社会，其宇宙观是建立在自然主义范式之上的，其人类观念在构造上与自然、社会和神灵不可分割（P.129），而不是一个由带箭头的方框组成的图表来显示它们之间的关系。

在概念模式的发展过程中，河流的隐喻显然引起了日本参与者的共鸣，因为它具有特定的文化含义。Iwama 引用了一位日本研究领袖的话，她解释了河流在日本社会和文化中的中心和象征地位。在此之后，考虑到日本文化中河流的丰富含义，说河流是生命的隐喻似乎是多余的，她写道：

河流本身就使日本人产生了丰富的心理意象。日本开发的一种名为"fukei kousei hou"的投影方法也将河流作为"无意识流动的隐喻"。通过观察我们客户的整体情况，通过使用这些流动在我们内心深处的图像，我们可能会共情他们的问题，因为他们的生活就像我们自己一样，否则我们可能会把他们的问题理解为生活中发生在别人身上的事情。我们治疗和支持的客户都是活生生的人。没有这种共情的做法可能会显得肤浅，并冒犯我们的客户。（P.141）

在这段话中，她不仅强调了河流在日本丰富的文化内涵，而且还强调了这种隐喻将有助于作业治疗师将问题理解为触及我们所有人的人类问题。

Iwama（2006）强调，使用河水流动的形象来代表生命之流，也使作业治疗重新聚焦于促进生命之流上，而不是提高个人的自我效能。在解释生命之流和作业这一重要概念之间的关系时，Iwama 说：

作业被重新定义为这条河流中的水流。没有水的流动，就没有河流。从宇宙观的角度来看，一个框架或环境中的所有元素都是密不可分的，没有作业，就没有生命。因此，一个人或一个群体的作业与他人的作业相互交织和联系。幸福是一种集体现象。因此，作业治疗在人类的这种隐喻表现中的目的是促进和加强生命的流动——一种包含自我和环境的流动。（P.144）

模式的实践应用

Kawa 模式与许多其他作业治疗模式的不同之处之一在于它在实践中的应用。大多数作业治疗模式都是作为理论视角发展起来的，用于指导作业治疗师对人类、人类作业与表现的概念化，以及由此产生的对信息的收集、组织和整合。因此，概念模式的主要作用是引导和塑造作业治疗师的观点，这是一个重要的功能，因为它帮助界定作业治疗师实践的范围和重点，并阐明其对健康和福祉等现象的独特看法。因此，这些概念模式有助于作业治疗师个人自信地定义他们在当地实践环境中的实践范围和重点，并阐明他们独特的观点。然而，可以想象的是，他们所开发的这些概念模式可能从未打算与客户或其他专业人士共享。相反，它们的价值在于提供了一个组织结构来指导作业治疗师的工作，并为他们提供了一个基础，并且在这个基础上作业治疗师可以利用自己的人际交往和专业技能与客户和其他专业人士合作。

相比之下，Kawa 模式被设计为与客户讨论的基础。Iwama 在解释这一方法并提及更传统的理论方法时指出，我们可能声称正在实施以客户为中心的实践，但是客户的叙述最终还是要通过对专业模式和理论的结构、语言和解释原则来简化、组织和理解（P.159）。在使用 Kawa 模式时，客户的叙述被作为一个整体保存下来，并作为讨论的基础。

当讨论在实践中使用 Kawa 模式时，Iwama（2006）指出：

使用和应用 Kawa 模式时不存在一种所谓的"正确"方式。Kawa 是生命的隐喻。当该模式被改编并用作一种工具来适时阐明客户在特定地点和时间点的生活叙述时，正确的方式就实现了。Kawa 模式的最终形式将由客户的独特品质和作业治疗框架决定。（P.162–163）

Iwama 在强调没有正确的方式使用该模式的同时，还强调河流的比喻可能不是用来形容某一特定客户的最合适的比喻，也可以使用其他比喻。使用 Kawa 模式时应遵循两个原则：一是尊重客户及其文化背景；二是作业治疗师要相信"客户的叙述将在使他能够这样做的过程中自然呈现"（P.160）。

虽然最初是在日本的社会背景下设计的，但 Kawa 模式已经作为一种可适应其他文化和情境的模式被提出。作为目前唯一针对集体主义文化的作业治疗模式，它代表了对人类行为传统思维方式的背离，并可能为其他适合集体主义文化的模式的进一步发展提供"催化剂"。最近有关 Kawa 模式适用性的报告（Iwama，2009）表明，该模式也有望在个人主义文化中使用。

在实际应用 Kawa 模式的过程中，核心是绘制一幅河流（或其他）图示（或创建其他形式以适当隐喻）。在此过程中，首先需要决定由谁来绘制这幅图示。有时可能是客户，也可能是与客户讨论的作业治疗师。在许多情况下，客户不限于个人，还可能包括家庭成员和（或）代表客户最大利益的其他人。这一点在儿童、痴呆症人群、智力障碍者、存在各种心理健康状况者等的作业治疗中尤为明显。

综上所述，Kawa 模式是由日本作业治疗师开发的，目的是开发出一种在文化上适合他们的作业治疗模式。因此，该模式并不声称其原始形式适用于所有文化。相反，作业治疗师被鼓励对他们的工作对象使用具有文化意义的比喻（要么是河流，要么是其他东西）。Iwama（2006）在介绍 Kawa 模式时，解释了其旨在解决的文化背景。重要的是，在发展对该模式的理解时，人们要理解支撑该模式的许多文化概念，例如集体主义文化中分散的自我。与许多其他作业治疗模式不同，Kawa 模式鼓励从业者根据当地情况调整该模式。

记忆辅助

见专栏 7.1。

专栏 7.1　Kawa 模式记忆辅助

客户河流的创建

客户是谁（个人或集体）或客户是什么（组织、社区、专业团队等）？

如何创建客户的叙述？例如，会是一张河流图吗？谁来画？

将在什么背景下进行讨论？我将如何引出客户自己的话和观点以及他们对自己情况的描述？

河流的元素

目前客户的河流元素是如何描绘的？

■ 河岸和河底

■ 岩石

■ 浮木

■ 水流（此刻水流在哪里？）

这条河流的历史是什么？这条河流在不同时期是如何形成的？

元素的重要性

河流的每个元素对客户的重要性（相对大小和形状）和意义是什么？

它们是如何影响水流的？（现在和过去）

河流的变化

可以改变什么（如果任何事情可以或需要改变的话）来增加河流的流量？

如果河流中的某些元素发生了变化，会对其他元素产生怎样的影响？

河流的哪些方面需要保持不变？

作业治疗对这种变化有何贡献？

我们如何知道河流的变化是否对客户有用？

结论

Kawa 模式是由日本作业治疗师开发的，因为他们很难理解从西方国家"引进"的许多作业治疗概念。因此，这种实践模式的重点是与其文化相关的作业治疗。

该模式使用河流的隐喻来表示生命流动。河流的各种元素被用来代表特定社会背景下生活的不同方面。之所以选择河流这个比喻，是因为它对日本人有特殊的意义。在整篇文章中，Iwama 强调，作业治疗师及其服务对象在使用该模型时，必须考虑到其文化相关性。因此，河流的隐喻只有在具有文化相关性的情况下才能使用，否则就应该选择其他隐喻。

在讨论这一模式时，Iwama 解释了日本社会的性质，以及它的等级结构和集体性质。Iwama 还批评了许多公认的与人类本质和作业相关的作业治疗概念，并解释了这些概念是如何根植于西方世界观中的。例如，他解释了在日本文化中"成为"高于行为的重要性。在这些讨论中，提出了一些重要的文化概念，比如分散的自我、东亚宇宙论神话和日本文化对世界的理解。尽管 Kawa 模式声称对实际应用有好处，但它对作业治疗理论论述的最重要贡献可能是它对权力在作业治疗关系中的构建和实施产生的微妙影响。Kawa 模式旨在赋予每个客户独特的叙述特权，允许客户最终命名概念，并解释连接它们的原则。传统的模式使用是由理论家或治疗师创建模式的概念和原则，并将其普遍应用于所有客户。而 Kawa 模式的目标旨在扭转这种熟悉的权力动态，把客户现实生活中独特的日常作为作业治疗关注的中心。

Kawa 模式是本书提出的实践模式中最新发展起来的。河流比喻的目的是促进讨论，从而理解客户的独特情况和需求。与许多其他模式不同，Kawa 模式是为与客户一起使用而设计的。尽管它是一种相对较新的模式，但它在各种文化中的发展和应用似乎是迅速且广泛的。

主要作品

Iwama, M., 2006. The Kawa model: Culturally relevant occupational therapy. Churchill Livingstone, Edinburgh.

参考文献

Iwama, M., 2006. The Kawa model: Culturally relevant occupational therapy. Churchill Livingstone, Edinburgh.

Iwama, M., 2009. The Kawa Model; the power of culturally responsive occupational therapy. Disabil. Rehabil. 31 (14), 1125–1135.

Reilly, M., 1962. Occupational therapy can be one of the great ideas of 20th century medicine. Am. J. Occup. Ther. 16 (1), 1–9.

Wilcock, A., 1998. Reflections on doing, being and becoming. Can. J. Occup. Ther. 65 (5), 248–257.

第八章　作业治疗理念

章节目录

模式在实践中的应用 ······················· 162

作业治疗理论的发展趋势 ··················· 163

结论 ····································· 165

参考文献 ······························ 166

　　本章讨论的是实践模式如何阐明作业治疗的概念和重点随时间变化的趋势。作业治疗是一种存在于广泛社会背景下的职业，因此，不同的国家、不同的地方、不同的历史时期，作业治疗的角色和观点有所不同。本书中提出的实践模式很大程度上反映了西方国家的作业治疗观点。其他的优秀文献，如《无国界的作业治疗》（*Occupational Therapy without Borders*）（Kronenberg et al., 2005），从非西方国家的角度探索了作业治疗的观点。然而，这些观点并没有具体体现在本书中，因为大部分实践模式源自西方国家。

　　本书包含的唯一一个来自非西方国家的模式是 Kawa 模式（Iwama, 2006）。这些模式的重要性在于，它们不仅仅为作业治疗带来了一种全新的、不同的观点，而且它们从不同的世界观中产生，也阐明了当代作业治疗的思想、理论和实践的文化特征。这些不同的模式揭示了作业核心概念的文化本质，并诠释了作业理念的经验背景。它们强调了作业治疗如何将个人作为诠释作业、理解个人与环境之间的关系以及将作业概念化的核心关注点，并赋予个人以特权。对这些揭示进行反思可以引发关于作业治疗中权力是如何构建和运作的讨论，这些权力内嵌于以客户为中心的价值观和程序中，并在诸如参与和赋能等重要过程中发挥作用。对这种相对较新的承认以西方为中心性质的作业治疗理论如何在未来发挥作用的期待是一件很有趣的事。例如，许多来自西方国家的实践模式的最新版本已经在模式中纳入了对某些文化观点的集体性质的考虑，并包括了文化安全的概念。未来，我们可能还会看到更多的源自非西方国家的实践模式。

　　本书从历史的角度介绍了实践模式。在实践中理解和使用模式时，重要的是要了解开发这些模式的目的。通常情况下，模式的开发是为了满足一种感知到的需求。这通常与周围环境有关，模式据此确定当前视角的局限性，并提出替代或扩展的视角。本文提供了 3 个例证。

第一个例证是人类作业模式（MOHO）（Kielhofner，1985，1995，2002，2008），MOHO 第 1 版的产生，是由于人们认为需要提供一种结构，以明确阐明在传统作业行为中产生的众多概念之间的关系。作业行为是由 Mary Reilly 提出的，因为她认识到生物医学健康模式的局限性（机械论和还原论方法，具有医学的特点，在 20 世纪六七十年代主导健康领域），并认识到作业治疗与之不谋而合。由于这种对人的机械观的批判是作业行为和 MOHO 的核心，因此，人类机械观（生物医学的基础）的局限性仍然是贯穿 MOHO 所有 4 个版本的主题。

第二个例证是 Kawa 模式（Iwama，2006）。Kawa 模式的起源与发展是因为日本的作业治疗师认为，大部分的作业治疗理念都是以西方为中心的理解，而他们在理解许多作业治疗概念时遇到了困难（因为文化差异很大）。Kawa 模式还旨在填补各种文化观点（例如集体文化）多样性方面的空白。由于其对以西方为中心的作业治疗概念的文化强调和批判，Kawa 模式似乎不仅仅在日本具有广泛的吸引力。由于这种对文化的强调，它被认为是一种需要根据其使用的文化背景进行适当改变和调整的模式。这与许多其他实践模式截然不同，后者鼓励人们忠实于已经出版的模式。在使用根据特定模式开发的需要验证的评估时，同样的一致性也很重要。因此，许多其他模式都依赖于其概念的连贯使用，而不是根据使用的特定环境进行修改和调整。随着理论材料（以及由此产生的评估）的文化特异性问题变得越来越明显，我们可能会看到模式如何被批判、构建和调整以在不同的实践环境中使用的根本性转变。

第三个例证是加拿大作业表现与参与模式（CMOP–E）（Townsend and Polatajko，2007）。该模式是在一篇题为"通过作业促进健康、幸福和公正的作业治疗愿景（*Advancing an occupational therapy vision for health, well–being and justice through occupation*）"的文章中提出的。在该文中，CMOP–E 模式从最初的加拿大作业表现模式（CMOP）改为包括作业参与的模式，因为参与的概念并不一定需要作业表现。这样，该模式旨在解决的一个认知差距就是作业表现的概念对作业治疗视角的限制。该模式还解决了一些个人、群体和特殊人群（或亚健康人群）在作业参与方面机会不均等的问题。因此，它包含了旨在提高参与公平性、促进公正的目标和过程。当然，迄今为止的任何其他模式都没有明确涉及作业公正的概念。

当地的需求也是本书所涉及的其他一些模式发展的动力。在许多情况下，特定模式的建立是为了指导特定作业治疗课程的开发和实施。在这些情况下，特定的工作人员承担了开发模式的角色，他们通常会继续负责模式的进一步开发。还有一些模式是代表国家作业治疗机构开发的。

模式在实践中的应用

在本书中我们介绍了实践模式，将其作为可用于实践并应服务于实践的资源。我们旨在以客观的方式介绍每个模式，描述当前版本并将其（以及任何以前的版本）放在历史环境中。这样做的目的是为从业者提供一种资源，以用于支持和增强他们的实践。作业治疗师所处的具体环境将影响他们对实践模式的需求和使用。通过简要介绍每种模式，我们期望从业者能够对每种模式在其特定实践环境中的潜在效用进行评估。通过了解模式的主要特征、开发背景以及旨在填补的空白，从业者可以将这些信息与自己的角色需求、客户需求以及组织和社会背景的性质进行比较。这样的比较可以告知从业者采用哪种模式以及如何使用它。我们的目的是以类似的方式（明确主要概念、定义以及模式开发的历史脉络）处理每个模式，并提供记忆辅助，从而使比较过程更加容易。

除了概述各种不同的作业治疗模式，我们还提供了一个模式，用于了解作业治疗师在特定情况下的推理方式以及他们如何将自己的想法变为行为。各种不同的模式可以帮助塑造这种思维、感知和行为，这取决于从业者所履行的角色的要求。例如，如果治疗师遇到了具有特定需求的客户，治疗师可能会选择一个合适的模式来帮助客户了解该需求（可能通过提供适量的细节来实现）。治疗师的作用可能包括为某个群体设计解决方案，也可能是为直接服务提供者提供培训。在这种情况下，其他模式可能会为治疗师提供更多支持。

除了评估每种实践模式对特定实践环境的潜在作用，作业治疗师还需要考虑每种模式与自己特定的专业推理风格的契合程度。也就是说，有些模式比其他模式更符合特定作业治疗师对作业治疗的理解，以及作业治疗师可能特别强调的作业治疗的各个方面。例如，那些强调环境在治疗过程中作用的治疗师可能会发现生态学模式最为有用，对身体如何工作更感兴趣的治疗师可能会发现作业表现模式最为有用，而特别关注社会公平的治疗师可能会发现 CMOP-E 特别适用。专业人士可以把实践模式当作镜头，通过它在实践中创造意义。实践是复杂的，很少以有组织的或模式化的方式呈现给从业者。相反，专业人士的工作是从看似杂乱无章的混乱中创造意义和秩序，将信息组织成有意义的模式和群组。每个模式都提供了一个镜头（或窗口，使用我们最初的比喻），通过它来观察实践。与所有镜头（或窗户）一样，模式会框定人们看到的（和没看到）的东西，并放大事物的某些方面。作业治疗师在模式的帮助下形成的视角可以告知他们将考虑采取什么行为。

作业治疗理论的发展趋势

作业的复兴

作业治疗理论的一个主要趋势是接受作业的中心性。Kinelhofner（2009）指出，在作业失去作为一个整体的统一身份的机械化时期之后，作业一直是作业治疗中一个统一的概念。Whiteford 等（2000）指出，作业治疗经历了作业的复兴，因为它正在回归其创始之根源。

然而，作业治疗中的"作业"概念已随着时间的推移发生了变化。这一术语在这一专业创建时期被用来指占据时间去做有意义的事情。在机械化时期，作业是以一种非常技术性的方式处理的，因为它主要被用作实现特定目标的工具。在那期间它被普遍认为是达到（治疗）目的的一种手段。20 世纪 90 年代的模式（或版本）主要强调作业表现，其中以作业的表现为主要考虑因素。

最近，作为作业治疗的主要焦点，表现这一概念正在受到探讨和批判，更广泛的理解（不仅仅是表现）正在被接受。例如，Baum 和 Christiansen（2005）将作业表现和参与（而不仅仅是作业表现）放在人 – 环境 – 作业 – 表现模式（PEOP）的中心，而 CMOP-E 则包含了参与的概念，而不仅仅是作业表现。Townsend 和 Polatajko（2007）在解释这一变化时，叙述了一个严重残疾的年轻男子与他的父亲一起参加马拉松和铁人三项比赛的故事，而他们并没有"从事"这些作业。这种不再将作业表现本身作为目的（即作业表现可以是参与的一种手段）的趋势，也可能与世界卫生组织（2001）发布的《国际功能、残疾和健康分类》（ICF）在更广泛的健康领域日益增强的影响力相一致。在 ICF 中，活动和参与是主要类别。这也可能与人们日益认识到独立和个人行为的重要性的概念是西方的假设，而在其他文化中不一定相关或受到重视有关。

在本书出版时，作业的回归或复兴已经很好地嵌入了当前的作业治疗思想中。另外，作业治疗思想也非常强调作业与社会角色（或作业角色）之间的联系。也就是说，作业的意义和目的被认为是人们参与他们所生活的社会的一部分。人们也越来越认识到，一个人生活的社会结构可能对该人有利或不利，而且他们社会中的许多人获得保健服务和资源的机会不均等。因此，作业治疗师的角色越来越多地被视为与群体和人群合作，而不仅仅是个人，并且可能包括直接服务以外的活动，如政策制定和宣传。

环境的重要性

近年来，作业治疗理论的第二个普遍趋势是更多地认识和关注作业参与的具体环境性质。虽然环境的概念一直是作业治疗思维的一个重要方面，但早期模式的趋势是关注人。这一点在表现成分的概念中很明显，而表现成分是作业表现模式的一个主要特征。在这些不同的作业表现模式中，表现成分被划分为不同的运动、感觉、认知、知觉、社会和心理成分。这一趋势很可能与直到20世纪晚期才主导健康的主要生物医学方法相一致。在生物医学方法中，问题和不健康的原因被认为是在身体内部。假设是，通过找出原因，可以采取干预措施来针对或"治愈"问题。在作业治疗中，这种方法通常转化为分析功能问题以便设计适当的干预措施。由于作业治疗一直以来更多的是一种生物－心理－社会实践，这种分析包括对个人主观经验的理解以及对其身体能力的分析。20世纪90年代出版的一些实践模式和版本特别强调这种生物－心理－社会方法。

然而，作业治疗的实践模式也显示出一种趋势，即从一个主要的内省视角转向关注情境中的人。在20世纪末，一系列的实践模式提出了一种生态方法，其中环境是一个主要的焦点。当时特别采用这种方法的两种模式是人－环境－作业模式（PEO）（Law et al.，1996）和人类行为生态学模式（EHP）（Dunn et al.，1994）。此外，作业表现模式（澳大利亚）（OPMA）（Chapparo and Ranka，1997）通过其内部和外部环境的概念，可以明显看出人与环境的相互关联性。自20世纪90年代中期的这些主要出版物以来，人、环境和作业的概念已经融入了许多主流的作业治疗思想中。似乎这种对作业的生态理解已经通过增加对作业情境的关注而体现在当前的作业治疗模式和模式版本中。

这种情境化的理解通常是通过人和环境的概念来呈现的，这两个概念被认为是相互影响的。与20世纪90年代的生态学模式不同，当前的模式倾向于将人和环境分为两个相互作用的部分，而不是将它们视为不可分割的。事实上，许多当前版本的作业治疗实践模式将作业视为连接人与环境的桥梁或通道，这证明了这些概念的分离。在一些实践模式中，作业被概念化为人们控制环境的手段（例如作业适应）。其他模式则将人与环境的相互作用概念化（即，一方不一定被认为控制另一方）。PEOP模式（Baum and Christiansen，2005）提供了个人和环境之间相互影响关系的一个例子。在该模式的图解表中，人和环境被呈现为两个均匀的圆，它们相互接触，并被作业、表现、作业表现和参与均匀地重叠。MOHO的最新版本也将人与环境呈现为通过作业相互影响和相互联系的两个部分。

与此相反，生态学模式假定人与环境之间存在一种相互作用或不可分割的关系。在这种方法中，作业的概念可能与那些将人和环境分开的概念截然不同。由于作业和人之间没有间隔，所以没有必要将作业概念化为跨越这一间隔的桥梁。虽然本书提出的两种生态学模式都起源于北美，但目前唯一采用这种生态学模式的作业治疗实践模式是 Kawa 模式。

Iwama（2003）对作业在提供人与环境相互影响的载体方面的作用提出了质疑。他表示，在集体主义社会中，人们首先有归属感，然后才会产生行为（即他们的行为源于他们的归属感）。他们是环境的一部分，他们在环境中的位置塑造并提供了行为的动力。在河流的意象中，可以理解为代表人的生命之流被塑造，并塑造了河岸和河底，以及河里的各种岩石和浮木。人们根据当时构成河流的各种因素采取行为（作业）。他们的行为是由他们所生活的社会和物理环境所决定的，并且与之密不可分。

对本书中实践模式的回顾表明，作业治疗目前对人、环境和作业之间关系的理解似乎普遍是互动式的，而不是交互式或生态式的（Kawa 模式除外）。这与20 世纪 90 年代的趋势形成鲜明对比。作业的复兴可能促成了这一趋势，因为作业治疗主要关注的是概念化和阐明作业的性质，而不是关注 3 个概念之间的相互联系。由于作业不太可能在人、环境和作业（这三者并非独立实体）的生态理解中占据中心位置，因此，对它们之间关系的生态理解可能与作业是作业治疗核心的理念不太一致。人、环境和作业之间的关系以及作业是作业治疗的核心这两个问题给作业治疗带来了矛盾。观察该行业未来如何应对这种紧张局势将是一件有趣的事情。

结论

本书回顾了 9 种作业治疗的实践模式。从历史的角度来看，这些模式凸显了自 20 世纪 80 年代初以来作业治疗理论和实践的一些趋势和变化。我们鼓励读者参考其他著作，以了解更完整的作业历史及其理念，以及每种实践模式的详细描述。为此，我们也为每种实践模式列出了一份主要出版物清单。

我们对作业治疗实践的主要模式进行了回顾，即从 20 世纪 60 年代开始对健康产生重大影响的生物医学观点出发，通过在 20 世纪 90 年代强调更具生物 – 心理 – 社会意义的方法，转向到 20 世纪末重新关注作业。在这一以作业为中心的时期内，经历了一个从单纯关注作业表现到涵盖更广泛作业概念的转变，其中包括参加、参与和公正。这些实践模式嵌入了作业治疗的重要理论概念，因此它们是理解不同时期作业治疗主要焦点的重要途径。同时，这些实践模式也被开发出来，以协助作业治疗师将理论付诸实践。在本书中，我们将模式视为服务于实践的工具。由于专业实践常常需要在不确定的条件下做出决策并采取行动，因此鼓励读者就模式在实践中的潜在用途做出决策时，综合考虑自己的推理方式以及实施推理和行动的特定实践背景。

参考文献

Baum, C., Christiansen, C., 2005. Person–Environment–Occupation–Performance: An occupation–based framework for practice. In: Christiansen, C.H., Baum, C.M., Bass–Haugen, J. (Eds.), Occupational therapy: Performance, participation, and well–being, third ed. Slack, Thorofare, NJ, pp. 243–259.

Chapparo, C., Ranka, J., 1997. OPM: Occupational Performance Model (Australia), Monograph 1. Occupational Performance Network, Lidcombe, NSW.

Dunn, W., Brown, C., McGuigan, A., 1994. The ecology of human performance: A framework for considering the effect of context. Am. J. Occup. Ther. 48 (7), 595–607.

Iwama, M., 2003. The issue is…toward culturally relevant epistemologies in occupational therapy. Am. J. Occup. Ther. 57 (5), 217–223.

Iwama, M., 2006. The Kawa model: Culturally relevant occupational therapy. Churchill Livingstone, Edinburgh.

Kielhofner, G. (Ed.), 1985. A model of human occupation: Theory and application. Williams & Wilkins, Baltimore, MD.

Kielhofner, G., 1995. A model of human occupation: Theory and application, second ed. Williams & Wilkins, Baltimore, MD.

Kielhofner, G., 2002. A model of human occupation: Theory and application, third ed. Lippincott Williams & Wilkins, Baltimore, MD.

Kielhofner, G., 2008. A model of human occupation: Theory and application, fourth ed. Lippincott Williams & Wilkins, Baltimore, MD.

Kielhofner, G., 2009. Conceptual foundations of occupational therapy practice, fourth ed. F.A. Davis, Philadelphia, PA.

Kronenberg, F., Simo Algado, S., Pollard, N., 2005. Occupational therapy without borders: Learning from the spirit of survivors. Churchill Livingstone, Edinburgh.

Law, M., Cooper, B., Strong, S., Stewart, D., Rigby, P., Letts, L. 1996. The Person–Environment–Occupation Model: A transactive approach to occupational performance. Can. J. Occup. Ther. 63 (1), 9–23.

Townsend, E.A., Polatajko, H.J. (Eds.), 2007. Enabling occupation Ⅱ: Advancing an occupational therapy vision for health, well–being, and justice through occupation. CAOT Publications ACE, Ottawa, ON.

Whiteford, G., Townsend, E., Hocking, C., 2000. Reflections on a renaissance of occupation. Can. J. Occup. Ther. 67 (1), 324–336.

World Health Organization, 2001. ICF: International classification of functioning, disability and health (short version). World Health Organization, Geneva.

第八章　作业治疗理念

读书笔记